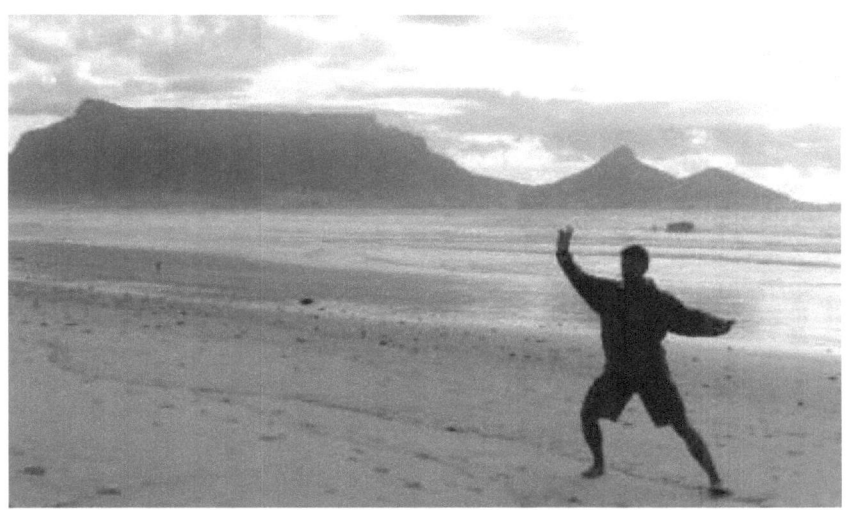

IMPRESSUM

Dr. Stefan U. Tippach Ph.D.

53121 Bonn

Endenicher Str. 287

Germany

www.Dr-Tippach.de

mail@Dr-Tippach.de

Gesundheit, Ent-spannung und Anti-Aging durch 12 Minuten Qi Gong täglich

Bitte lesen Sie dieses Buches unbedingt!

Die kreisenden Übungen dieser Sequenz stellen ein geschlossenes, gesundes, schönes und traditionelles Qi-Gong-Set dar.

Das ursprünglich mit „Gio Chu`en" bezeichnete Set bzw. lässt sich übersetzen mit „Die Neun Schleusen öffnen" widmet sich dem gesamten Körper, vor allem den Gelenken.

ALLE Übungen sind leicht erlernbar und dienen dazu, die Gelenke flexibel zu machen und die Muskeln, Bänder und Sehnen zu dehnen und zu kräftigen.

Dies führt dazu, dass Ihr gesamter Körper geschmeidiger wird und dass Ihr QI, also Ihre Lebenskraft durch ihn fließen kann und alles in Ihnen zu einem harmonischen Ausgleich kommt.

Mit lediglich 12 Minuten täglicher Durchführung dieser Übungen legen Sie ein neues Fundament für Ihre Gesundheit. Sie können diese Übung in jedem Alter (meine älteste Teilnehmerin ist zurzeit 91 Jahr alt) und in jedem Fitness- oder Gesundheitszustand durchführen.

Für mich war Qi Gong ein wesentlicher Teil des Heilungsweges, den ich beschritten habe, als ich sehr krank war. Diese Übungen helfen nämlich wirklich und wahrhaftig, sein Leben auf gesunde Beine zu stellen. Das kann ich Ihnen deshalb aus persönlicher Erfahrung versichern.

Sie wollen Gutes für Ihre Gesundheit tun? Sie möchten sich im wahrsten Sinne des Wortes „verjüngen" und wirklich gesünder werden? Dann ist dieses Qi-Gong Buch für Sie genau richtig.

Bei den Fotos habe ich bewusst viele in „Alltags-Kleidung" gewählt, um Ihnen gewissermaßen live zu zeigen, dass Sie keine Vorbereitungszeit benötigen, sondern einfach so anfangen können, wie Sie gerade sind. Alles darf so unkompliziert wie möglich sein. Aktuell arbeite ich an der Erstellung einer Patreon- Webseite. Dort kann man dann gegen eine monatliche Gebühr u.a. auch Videos erhalten. Zurzeit kann man eine DVD bzw. download-Link bestellen, *mail@dr-tippach.de*

ÜBERSICHT

Einführung in das Qi Gong

Speziell die 9-Schleusen-Sequenz

Grundstand im Qi-Gong

Wie man Qi Gong am besten übt

Wozu die Übungen dienen

Atemtechniken

Ausführung je nach Gesundheit und Fitness

EINLADUNG

Lernen Sie mit mir

TRADITIONELLES QI GONG

und erleben Sie, wie sich Ihr Körper

verjüngt und Sie täglich gesünder werden

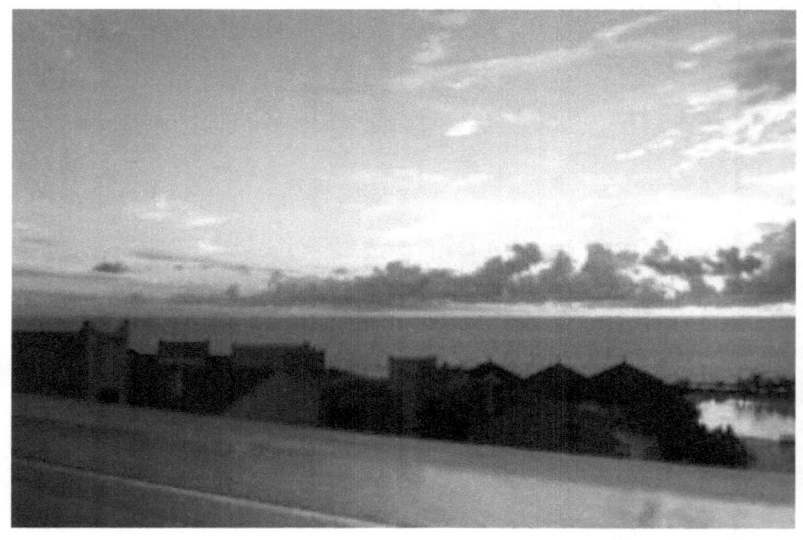

Ich wünsche Ihnen viel Freude und Erfolg

Dr. Stefan Ulrich Tippach, Ph.D.

Danksagung

Mein liebevoller Dank gilt Fung-Jao-I, dem Großmeister, der mich in Qi Gong ausgebildet hat. Außerdem Yi-Hung-Pan, der mir viele Übungen nahegebracht hat.

Mein tiefer Dank gilt allen Teilnehmer*innen meiner Kurse, die mir erst klargemacht haben, was der Qi-Gong-Lernende wirklich an Erläuterung und Geleit benötigt.

Schließlich danke ich allen, die an der Entstehung dieses Buches mitgewirkt haben.

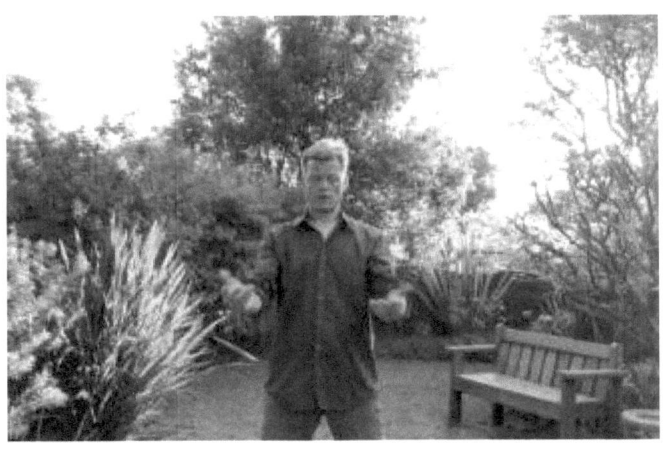

INHALT

Die Traditionelle

Qi Gong Sequenz

„Die Neun Schleusen Öffnen"

九 旋 功

Gesundheit und Anti-Aging in täglich nur 12 Minuten

Wir wollen uns nicht lange mit Reden aufhalten, sondern uns bewegen und vor allem das Qi bewegen. Ihr Erfolg umfasst dann: eine prima Gesundheit, langanhaltende Jugend, geistige Beweglichkeit auch im hohen Alter, innere und äußere Schönheit sowie Harmonie in allen Lebensbereichen. Dazu benötigen Sie eine gute Form von Aktivität, welche Sie über das hier vermittelte Qi Gong Training erhalten können.

Qi bedeutet Energie. Gong bedeutet Üben. Und neben der körperlichen Bewegung erfährt man dabei auch eine gewisse geistig-meditative Verbundenheit und Entspannung. Das vereinen die Übungen, die Sie im Folgenden erlernen. Sie sind somit weit mehr als nur Gymnastik. Denn sie öffnen die energetischen Tore im Körper, so dass Ihr Qi, d.h. nicht nur Ihre körperliche, sondern eben auch Ihre geistige Energie, ungehindert fließen kann. Das ist ein ganz wichtiger Baustein für Ihre Gesundheit und ein langes Leben. Genießen Sie es!

Die Übungen können in jedem Alter und in jedem Trainings- bzw. auch Gesundheitszustand ausgeführt werden. Sie benötigen nichts, außer einigermaßen bequemer Kleidung und knapp 1 qm Bodenfläche. Wenn Sie mögen, führen Sie das Training barfuß durch, da der Stand sehr wichtig ist, um uns Menschen wieder mit der Kraft der Erde zu verbinden. Aber natürlich können Sie auch Socken mit kleinen Noppen an der Sohle nehmen, die einen guten Stand ermöglichen. Oder ganz normale Gymnastikschuhe bzw. Sneakers. Wichtig ist, dass Sie sich wohl fühlen, keine kalten Füße bekommen, und dass Sie einen ordentlichen Stand haben.

Man kann die Übungen sehr gut auch als Aufwärm-Einheit für ein nachfolgendes Training in Ihrer Haupt-Sportart verwenden. Oder gleich morgens nach dem Aufstehen, während „die Brötchen im Ofen sind", wie es mal eine Teilnehmerin ausdrückte. 12 Minuten sind wirklich nicht viel, die wollen dann aber doch regelmäßig, also möglichst täglich durchgeführt werden.

Kurze Einführung in das Qi Gong

Ich möchte hier kurz etwas zu den Grundsätzen des Qi Gong sagen, damit alle Leser die hier vorgestellten Übungen bestmöglich ausführen und für Ihre Gesundheit nutzbar machen können. Qi Gong ist eine asiatische (also nicht nur chinesische) Meditations-, Konzentrations- und Bewegungsform, welche der Kultivierung von Körper und Geist dient. Außerdem gibt es Kampfkunst-Varianten. Zur Praxis gehören weiterhin Atemübungen, welche ebenso wie die körperlichen und meditativen Elemente der Harmonisierung und Regulierung des Qi-Flusses in Körper und Geist dienen.

Der Ursprung der Übungen liegt weit zurück, schon bei dem kulturgeschichtlich bedeutenden Zhuangzi (geb. um 365 v. Chr. bis † 290 v. Chr.) werden bestimmte Formen angedeutet, und aus der Zeit der Han-Dynastie (regierte das Kaiserreich China von 206 v. Chr. bis 220 n. Chr.) liegen Seidenbilder mit Darstellung von Übungen vor. Der Name „Qi Gong" wurde zum ersten Mal von dem Daoisten Xu Xun aus der Jin-Zeit verwendet. In der Geschichte Chinas hat diese Praxis als Gesundheitsvorsorge immer eine große Rolle gespielt, wurde aber auch für religiös-geistige Zwecke, insbesondere im Daoismus, Buddhismus und Konfuzianismus, eingesetzt und in den Klöstern überliefert, weshalb es auch immer mindestens zwei Bezeichnungen für ein und dieselbe Übung gibt. Recherchen zeigen, dass sich erst seit den 1950er Jahren die Verwendung des Begriffs Qi-Gong für diese Übungen allgemein durchsetzt. Wichtig für den Anfänger ist m.E. nach auch, dass es sich bei den unterschiedlichen Stilarten des Qi-Gong z.T. um neuere Entwicklungen handelt, die jedoch allesamt auf den jahrtausendealten Traditionen basieren.

Die in diesem Buch behandelte Sequenz ist eine dieser ganz alten und ursprünglichen, welche ich zusammen mit meinem Freund, Meister Pan, jedoch unter Einbeziehung moderner medizinischer und anatomischer Erkenntnisse in einigen Punkten modifiziert und aktualisiert habe. Ich gehe bei den einzelnen Übungen jeweils kurz darauf ein. Insbesondere wurde darauf geachtet, dass dieses Übungs-Set vollkommen Rücken schonend ist und die Gelenke entlastet werden. In dieser Form konnte ich deshalb einige Übungen bei meiner Abschlussprüfung zum Trainer für Prävention für Haltung und Bewegung des Deutschen Sportbundes vorgestellt.

Es gibt im Wesentlichen 4 Stufen, auf der dritten geht es um Kampfsport, auf der vierten um das Heilen mit Qi-Gong-Energien. Für diese beiden benötigt man jeweils eine spezielle Ausbildung, die ersten beiden jedoch umfassen Grundübungen und fortgeschrittene Übungen zur persönlichen Gesund-Erhaltung. Das Set der 9 Schleusen gehört zur ersten Stufe, es handelt sich also um ganz grundlegende Übungen zur Verbesserung Ihrer Gesundheit. Und ich verspreche Ihnen, dass die täglichen 12 Minuten Ihre Gesundheit wahrlich auf ganz neue Füße stellen können.

12 Minuten.

Pure Gesundheit.

Täglich und Konzentriert. Das genügt.

Es ist nicht entscheidend, wann am Tag man die Sequenz übt. Grundsätzlich ist es sogar möglich, die Übungen direkt nach dem Essen auszuführen, ich selbst mache das nicht gerne, weil es mir leichter mit leerem Magen fällt. Probieren Sie es einfach selbst aus, wie und wann es für Sie am angenehmsten ist. Die alten Qi-Gong-Meister prahlten gerne damit, dass sie „alles verdauen" können, also auch jeglichen Umfang einer Mahlzeit. Gerade am Anfang Ihrer Meisterschaft bevorzugen aber Sie wahrscheinlich leichtere Schritte.

Wie geübt wird

Einige wichtige Hinweise für die Durchführung möchte ich Ihnen mit auf den Weg geben: Auf den Weg Ihres Qi Gong, auf Ihr „Tao Te Qi-Gong". Drücken, schieben, bzw. pressen sie nicht! Und besonders: Bitte arbeiten Sie nicht in eventuell bestehende Schmerzen hinein. Wenn Sie eine Bewegung noch nicht so gut ausführen können, machen Sie die langsam und quetschen sich nicht an Schmerzpunkte heran. Es kommt eben genau nicht auf „Können" an, nicht auf Sportlichkeit, auf „wer kann es besser", sondern auf Kontinuität und auf Ihre Bereitschaft, die Signale Ihres Körpers wahrzunehmen. Nicht nur ich, sondern auch die Meister, bei denen ich studiert habe, halten dieses Prinzip der Achtsamkeit für mitentscheidend. Also zwingen Sie sich niemals zu etwas, was Ihnen nicht guttut.

Es bestehen nämlich immer auch folgende Möglichkeiten und Optionen: Wenn Ihr Körper Ihnen sagt, dass er eine Übung (noch) nicht ausführen kann, dann deuten Sie die Übung nur an. Z.B., wenn das rechte Knie schmerzt, dann drehen Sie es nicht, sondern führen es lediglich in einen ganz kleinen Kreis. Spüren Sie stets, was für Sie gut ist. Wenn etwas Ihnen im Moment noch zu anstrengend ist, dann setzen Sie sich gemäß Ihren Möglichkeiten einfach hin, und führen die Übung im Sitzen aus. Die älteste meiner Kursteilnehmerinnen ist 91 Jahre alt. Sie ist kerngesund, fröhlich und, gemessen an Ihrem Alter, absolut fit! Wen stört es da, dass Sie die meisten Übungen im Sitzen ausführt?

Selbst wenn etwas (noch) gar nicht geht, Sie also eine Übung derzeit körperlich absolut nicht machen können, dann stellen Sie sich im Geiste vor, wie Sie die Übung ausführen, d.h. sehen Sie sich vor Ihrem geistigen Auge, wie Sie die Übung machen. Und Sie werden sehen, nach einiger Zeit wird es Ihnen doch möglich sein. Und selbst, wenn das nicht der Fall ist, dann werden Sie durch dieses geistige Sehen, wie Sie eine Übung ausführen, körperliche Besserung und Gesundung verspüren.

Wir kommen auf diese verschiedenen Möglichkeiten noch im Einzelnen zu sprechen. Denn dieses kleine Buch möchte Ihnen nicht nur eine Einführung in den körperlichen, sondern eben auch den geistigen Aspekt des Qi Gong geben. Am Anfang ist es regelmäßig so, dass der Übende etwa zu 90% den Körper bewegt, und nur zu 10% das Qi. Beim Großmeister ist das Verhältnis genau andersherum, daher werden auch Ihre Bewegungen mit der Zeit immer kleiner, ruhiger, „innerlicher" aussehen. Dafür lernen Sie, mit dem Qi umzugehen, und dieser Prozess ist für Ihre Gesundheit sehr positiv. Lassen Sie uns nun, bevor wir mit den Übungen beginnen, ein wichtiges Prinzip des Qi Gong betrachten, nämlich das der Achtsamkeit.

Achtsamkeit

Achtsamkeit ist ein Grundprinzip beim Üben. Viele sprechen heute von Achtsamkeit, doch was ist das eigentlich? Achtsam mit sich umgehen heißt nicht den Körper „schonen", auch nicht alle Übungen „langsam" ausführen, sondern es ist ein Zustand von Durchlässigkeit für Signale des Körpers und des Geistes, die Sie beim Üben erfahren und erleben. Achtsam sein hat eine grundlegende Voraussetzung, nämlich die des Spürens, des Sich-Einlassens auf solche Signale. Bisweilen können gerade ältere Teilnehmer bestimmte Übungen nicht mehr ausführen, z.B. fällt vielen das Stehen auf einem Bein sehr schwer. Ich erlebe es dann immer wieder, dass der oder die Betreffende sich lieber an der Wand abstützt, um eben doch auf einem Bein stehen zu können. Dabei ist doch dies ein Signal des Körpers: „Ich kann das nicht, zumindest heute nicht." Oder das Herz beginnt zu rasen, und das heißt doch nichts Anderes als „mach langsamer, mach mehr Pausen, übe mit weniger Kraft!"

Andere Signale können sein Schmerzen, Schwindelgefühl, schwergängiger Atem, usw. Auf die eine oder andere Weise nehmen Sie das schon wahr, doch sind Sie auch bereit, dem jeweiligen Signal Folge zu leisten? M.a.W. sind Sie willens, in selbstverantwortlicher und angemessener Weise auf ein solches Signal zu reagieren? Und zur Not eben auch, wenn andere Teilnehmer in der Gruppe Ihre „Schwäche" vielleicht sehen? Achtsam sein umfasst also nicht nur die Wahrnehmung von Signalen des Körpers, sondern auch die verantwortliche

Reaktion darauf. „Spüren" allein genügt also nicht. Damit Sie sich mit Qi Gong gesundheitlich unterstützen können, muss gewährleistet sein, dass Sie diesem Ihrem Gespür auch folgen.

Ein Ausdruck Ihrer Achtsamkeit für und mit Ihnen selbst ist, dass Sie sich bei jeder Übung die für sich passende und stimmige Ausführung aussuchen. Sie können sich nämlich aus allen Arten der Ausführung – also vom Anfänger bis zum weit Fortgeschrittenen – jeweils diejenige aussuchen, die Ihnen am meisten zusagt. Sie können also z.B. einige Ausführungen der Übungen aus dem Anfängerbereich mit einigen der „Profis" verbinden. DENN SIE sollen sich ja wohlfühlen. Belassen Sie die Übungsreihenfolge so wie ich sie hier beschrieben habe, doch den Schwierigkeitsgrad der Ausführung bestimmen Sie stets frei, bzw. der hängt im Einzelfall sicher auch von Ihrer Tagesform ab.

Speziell zur Angemessenheit der Ausführung

Ganz wichtig ist, dass Sie beginnen, sich vom „Westlichen Verstand" zu lösen, nach und nach. Unser Verstand will immer etwas erreichen. Denn er denkt linear, d.h. vom Beginn zu einem Ende, zu einem Ziel, mag dieses auch noch so erfreulich sein wie Gesundheit, Beweglichkeit oder Vitalität. Weitere Komponenten dieses zielorientierten Leistungsdenkens sind ein angestrebtes „Mehr", „Besser", „Vollständig", „Richtig".

Qi Gong nun fügt dieser Art von Denken eine ganz wesentliche und neue Komponente hinzu. Ich möchte in diesem Zusammenhang daran erinnern, dass auch die westlichen Sprachen, z.B. die deutsche, über Redewendungen verfügt, die dieses „Neue" schon gedanklich einführen, nämlich „Weniger ist mehr". Genau diese Herangehensweise möchte ich Ihnen ans Herz legen, insbesondere, wenn Sie sich die hier dargestellte traditionelle 12-Minuten-Qi-Gong-Sequenz aneignen.

Konkret möchte ich Ihnen vorschlagen, ganz bewusst mal die eine oder andere Übung auszulassen! Und bzw. oder einige Übungen nur oberflächlich, und völlig *ohne* Anstrengung auszuführen, vielleicht sogar mal nur anzudeuten. Es geht also darum, das innere Wollen aufzugeben, also etwa „sich erschöpfen wollen, sich müde machen wollen" oder auch „die Übungen perfekt ausführen wollen". Denn mit all diesen Willens-Sätzen blockieren Sie das Qi. In meinen Kursen lade ich die TeilnehmerInnen immer wieder einmal dazu ein, die Übungen bewusst locker und unangestrengt auszuführen.

Dabei ist zu beobachten, dass meist nur wenige in der Lage sind, dies zu tun. Zu tief sitzt der Anspruch an sich selbst, alles perfekt und gut, d.h. „richtig" zu machen.

Das westliche „Richtig" ist aber im Qi Gong oft genau verkehrt. Wenn etwa jemand sich in der Regenerationsphase nach einer Krankheit befindet, sollte er erhöhte Anstrengung ja gerade „richtigerweise" vermeiden. Bewegung ist wichtig, aber wer sagt denn, dass Sie unbedingt dabei ins Schwitzen kommen müssten! Entspannen Sie daher, nicht nur die Gelenke, sondern vor allem auch Ihr Wollen und Ihren Kopf. Das kann gar nicht genug betont werden. Loslassen bedeutet z.B. *mehr ausatmen*.

Atmung beim Qi Gong

Für Achtsamkeit und Ausführung ist natürlich auch Ihre Atmung mitentscheidend. Bei den einzelnen Übungen werde ich Sie immer wieder gezielt informieren, welche Besonderheiten zu beachten sind, und warum. An dieser Stelle soll generell gezeigt werden, wie im Qi-Gong am besten geatmet wird. Ein Ansatz, der gelehrt wird, beinhaltet, das Einatmen durch die Nase und das Ausatmen durch den Mund mit leicht geschürzten Lippen durchzuführen. Diese Atmungsweise ist akzeptabel. Wenn Sie es also bereits so gelernt haben, bleiben Sie ruhig erstmal dabei. Ich lehre hingegen eine Atmung, bei der sowohl Ein- als auch das Ausatmen durch die Nase erfolgen. Das hat mehrere Gründe.

Wissenschaftliche Studien haben gezeigt, dass bereits leichtes Ausatmen durch den Mund zu mehr Anregung im Gehirn führt. Atmen durch die Nase hingegen reduziert den Stresslevel. Das weiß jeder, der mal durch den Wald gejoggt ist. Je größer die Anstrengung, desto mehr schaltet der Körper ganz automatisch auf Mundatmung um. Daher war das Ergebnis solcher Studien nicht überraschend, denn Anstrengung, Stress und Mundatmung erfolgen stets zusammen. Damit verknüpft ist eine generelle Bereitschaft des Körpers, sich anzustrengen, wenn ihm durch die Mundatmung angezeigt wird, dass es um mehr Leistung geht, z.B., wenn der Mensch vor einem wilden Tier wegläuft. Man spricht bei der Mundatmung deshalb auch von einer Adrenalin-basierten Atmung.

Durch eine bewusste Nasen-Atmung bleiben Körper und Geist hingegen ruhig, was ja der erstrebte Effekt des Qi-Gongs ist. Darüber hinaus weiß jeder, der sich sportlich betätigt hat, dass die Mundatmung den Sauerstoff meist nur in die Brust führt, nicht jedoch in die Tiefen des Körpers. Wer ruhig im Qi-Gong-Grundstand steht und mit dem Mund atmet, der erlebt, wie sich bei jedem Atemzug die Bauchdecke leicht hebt und beim Ausatmen wieder senkt, was das Qi in das mittlere Kraftzentrum (Dan Tien) leitet, wo es sich sammeln kann. Gleichzeitig fließt mehr und mehr Ruhe durch den ganzen Körper.

Zur Anzahl der Wiederholungen

Wie bei allen anderen hier vorgestellten Übungen auch entscheiden Sie selbst darüber, wie oft Sie eine Bewegung wiederholen möchten. 2-3 Mal ist ein guter Schnitt. Wenn Sie an einer Stelle des Körpers mehr Probleme oder gar Schmerzen verspüren, reduzieren Sie die Intensität der Ausführung, erhöhen aber gleichzeitig die Anzahl der Wiederholungen, damit das jeweilige Gelenk eine Chance erhält, wieder fit zu werden. Wenn Sie länger als 12 Minuten trainieren möchten, dann steigern Sie die Anzahl der Wiederholungen pro Übung langsam auf acht bis zehn.

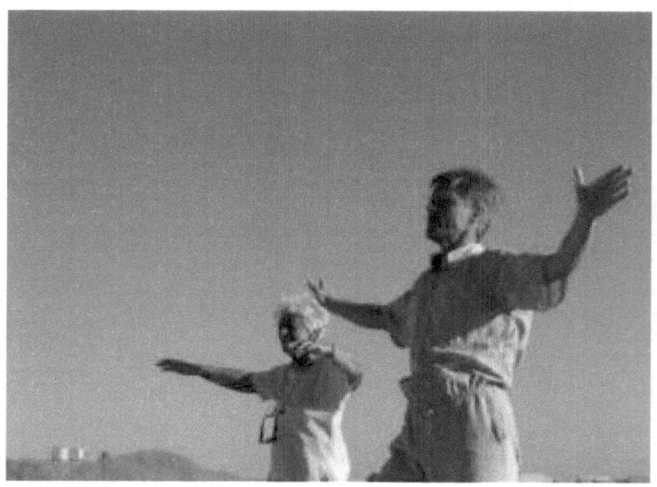

Die Sequenz der *Neun Schleusen*

Wir wollen uns nicht lange mit Reden aufhalten, sondern uns bewegen, und vor allem das Qi bewegen. Zum Erfolg – und damit meine ich umfassend Gesundheit, langanhaltende Jugend, geistige Beweglichkeit auch im hohen Alter, innere und äußere Schönheit sowie Harmonie in allen Lebensbereichen. Dazu benötigen wir eine gute Form von Aktivität. Der Name „Neun Schleusen" bezieht sich auf die 9 Haupt-Gelenke des Körpers, welche wir „öffnen", d.h. diese für das Qi durchlässig machen wollen, denn das fördert Ihre Gesundheit und Wohlbefinden und ist zudem Anti-Aging pur.

Was man zum Starten benötigt

- Die Übungen sind gut für jedes Alter

- Gut für jeden Fitness-Zustand

- 12 Minuten Ruhe und Konzentration

- Leichte Schuhe, Sneakers oder sog. Stopper-Socken

- Einen kleinen ungestörten Raum von ca. 1 qm

- Den Wunsch, Körper und Geist Gutes zu tun

- Die Offenheit, sich zu entspannen

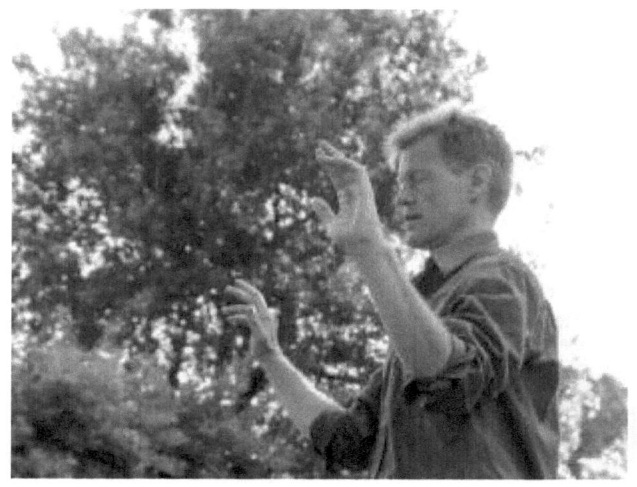

Erste Vorübung: Kurzes Schwingen der Beine

Da hier die 9 Schleusen unsere Haupt-Sequenz sind, benötigen wir eine die Muskulatur erwärmende Vorübung. Verlagern Sie dazu Ihr Körpergewicht auf den rechten Fuß und schwingen Sie langsam und sanft Ihr linkes Bein vor und zurück. Es kommt darauf an, dass *keinerlei Muskelkraft* in das schwingende Bein geht, sondern dieses ausschließlich indirekt bewegt wird. Der Schwung dazu kommt aus dem Körper und vor allem aus der Kraft des Standbeins, dessen große Muskelgruppen sich so gut erwärmen können. Schwingen Sie jedes Bein sanft 6-8 Mal, also ca. 15 Sekunden pro Bein.

Wenn es Ihnen schwerfällt, auf einem Bein zu stehen, dann lassen Sie den Fuß des schwingenden Beines auf dem Boden schleifen, denn auf die Höhe des Schwungs kommt es nicht an. Falls Sie auch die beiden nachfolgenden Vorbereitungs-Übungen (*altes Qi abstreifen* sowie das *Qi durch Klopfen erwecken*) durchführen, schwingen Sie bitte an dieser Stelle lediglich mit dem linken Bein, nach dem Abstreifen dann mit dem rechten.

Das Schwingen der Beine kann auch sehr gut von älteren Menschen ausgeführt werden, denn es hilft dem Körper, wieder zu Kräften zu kommen. Dazu können Sie diese Übung auch ab und an am Tag verteilt für sich genommen ausführen, also ohne alle Schleusen (= Gelenke) zu öffnen.

Fortgeschrittene können die Atmung beim Schwingen dahingehend kontrollieren, dass Sie nur einatmen, wenn Ihr Bein nach vorne schwingt. Je nach Körpergröße und Geschwindigkeit bzw. Höhe des Schwunges kann es auch hier sehr gut sein, dass Sie nur bei jedem zweiten Schwung nach oben einatmen. Bitte keinesfalls hyperventilieren!

Atme ausschließlich so wie es Deinem persönlichen Rhythmus entspricht!

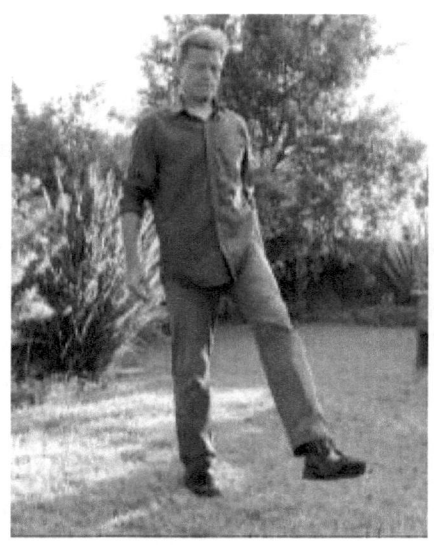

Zum Schwingen ist zu sagen, dass es gerade *nicht* (!) auf die Höhe ankommt. Gerade Anfänger wollen oft möglichst kräftig üben und sich anstrengen oder gar „Leistung" erbringen. Unterlassen Sie das bitte! Anfangs sollten Sie das Bein maximal

kniehoch schwingen. Es kommt darauf an, dass das Bein ge-
schwungen *wird*, dass also die Muskelkraft des schwingenden
Beines dazu benutzt wird, an Höhe zu gewinnen. Denn es ist
eine sanfte und entspannende Übung. Die Anstrengung liegt
allein beim Standbein, im Oberschenkel, in der Wade, und
ganz besonders in den Füßen. Sie werden feststellen, dass es
gar nicht so leicht ist, den Stand beizubehalten. Anfangs ringt
man ganz schön um Gleichgewicht. Und das ist sehr förderlich
u.a. für Ihre Fußmuskulatur. Dieses „Ringen um den Stand"
schafft eine hervorragende Verbindung zur Erde und bereitet
den Grund-Stand im Qi Gong vor, zu dem wir gleich noch
kommen. Im tieferen Qi Gong gelingt es auch, über die Erde
Qi aufzunehmen, doch das kommt wirklich später...

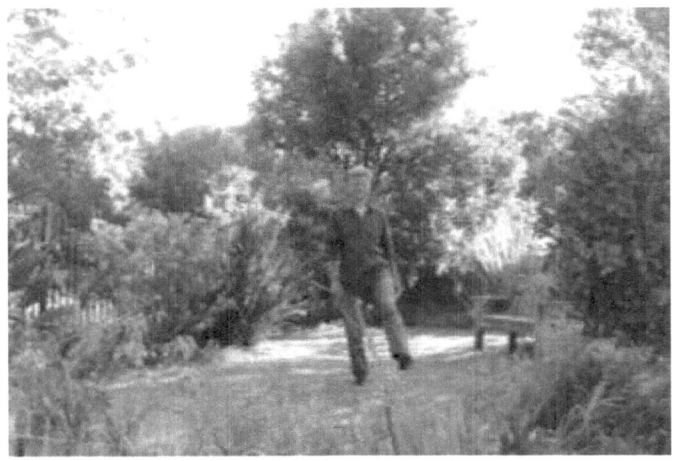

Das Schwingen hat eine ganz positive Wirkung auf Körper und
Geist. Wenn Sie diese Übung einmal isoliert für zirka 5 Minuten ausführen, einfach um zu erleben, wie sich das anfühlt,

und welche vielfachen positiven Wirkungen diese Übung Ihrem Körper schenkt, dann werden Sie merken, dass das eigentlich „Sportliche" an der Übung nicht das Schwingen ist, sondern der Stand des auf der Erde stehenden Fußes, denn der wird gekräftigt, und so verbindet sich Ihr Körper mehr und mehr mit der Kraft der Erde. Sie üben sich darin zu stehen wie ein Baum, so sagt man im Osten.

Insofern gehört diese Übung auch zu den Qi-Gong-Formen „Shuai-Shou" (Schwingen der Arme und Beine) und dem sog. „Zhan-Zuang-Gong (dem Stehen), einer Qi-Gong-Form, mit welcher Füße, Beine, Stand und konzentrative Meditation gefördert werden. An dieser Stelle wollen wir uns zunächst mit Ihren 12 täglichen Minuten begnügen, denn die schenken Ihnen die Grundlage für gute Gesundheit, geistige Beweglichkeit und Lebensfreude.

Spüren Sie, wie Ihr Körper angenehm stimuliert und mit Blut und Qi versorgt wird. Gerade morgens ist diese Übung eine solche Wohltat. Zwischendurch sorgt das Schwingen der Beine dafür, dass sich Ihre Wirbelsäule entlastet und der mittlere Rücken sich entspannen kann. Halten Sie das jeweils schwingende Bein so locker und entspannt wie möglich. Es gibt einige alte Namen für die Übungen im Qi Gong, die sich bisweilen schlecht ins Deutsche/Englische übertragen lassen. Hierzu zählt der Begriff des „toten" Beines bzw. Armes. Das klingt ebenso furchtbar wie einige andere Übungen („Kranich", „Lotus") sehr blumig klingen. Gemeint ist, dass die geschwungene Extremität vollständig ohne Kraft entspannt gelassen wird, die Bewegung also ausschließlich durch den Körper erzeugt wird, während die Muskulatur und die Blutgefäße in der jeweiligen Extremität entspannt und offen sind. Das Erzeugen der Schwungkraft (Körper) ist somit im Yang, das geschwungene Bein im Yin (= *kein* Kraftaufwand, sondern Entspannung).

Lassen Sie nun, nach ca. 6-8 Schwüngen, bitte Ihr linkes Bein locker auspendeln. Dazu lassen Sie das Bein auf natürliche Weise ausschwingen. Diese Übung kann auch außerhalb dieser Qi Gong Sequenz sehr hilfreich sein und u.a. durchgeführt werden, um die Unterbeine zu entspannen, z.B. beim Lauftraining.

Zweite kurze Vorübung

Bevor Sie mit Ihrem rechten Bein zu schwingen beginnen, empfehle ich, zwecks Schaffung eines angemessenen und schönen Rahmens für die Ausführung Ihrer Übungen noch folgende Vorübungen zu machen. Es ist gerade für den Anfänger in der Kunst des Qi Gong auch notwendig, sich auf die immer wiederkehrenden und wichtigen (!) Entspannungs-Phasen einzulassen. Dazu gehört auch, sich nicht direkt in die Übungen zu stürzen, sondern zunächst einen kleinen zeitlich-räumlichen Abstand zwischen der Welt und sich selbst im Qi-Gong-Zustand zu schaffen.

Sich wenden und Sorgen sowie altes Qi abstreifen

Qi-Gong wendet sich vor allem an Ihr Inneres. Um dies in einer Art meditativer Konzentration durchführen zu können, sollte man sich zunächst noch einmal bewusst nach außen wenden, also z.B. in Richtung auf ein Fenster oder eine Außenwand. Üben Sie draußen im Park oder im Garten, dann wenden Sie sich einfach um. Streifen Sie den gesamten Körper, Beine, Arme, Kopf und Ihre Mitte sanft mit den Händen ab, damit altes und verbrauchtes Qi den Körper verlassen kann. Denn danach werden Sie sich während der gesamten Abfolge der Übungen mit dem Aufbau von neuem gesundem Qi befassen. Auf diese Art wird der Körper von alten Sachen entleert.

Das Körper Qi durch leichtes Klopfen erwecken

Beugen Sie den Oberkörper sanft nach vorn; nicht zu tief, sonst belastet man die unteren Wirbel, wenn man sich wiederaufrichtet. Dabei klopfen Sie mit der flachen Hand möglichst alle Stellen Ihres Körpers, zunächst die Beine, dann die Arme, dann den restlichen Körper. Wenn Sie mögen, sollten Sie auch Kopf und Gesicht abklopfen. Viele weibliche Qi-Übende mögen das nicht, dann lassen Sie es einfach weg, klopfen dafür den Nacken etwas intensiver. Die Ausführung des Klopfens geschieht zügig und durchaus kraftvoll.

Schwingen des rechten Beines

Nehmen Sie dann bitte das Schwingen wieder auf, diesmal mit dem rechten Bein. Denken Sie bitte stets daran: es kommt nicht auf die Höhe des Schwunges an, sondern darauf, dass das Standbein trainiert wird. Dabei soll Ihr Atem fließen. In Ruhe und Regelmäßigkeit. Zusammen mit Ihrer ruhigen und gleichmäßigen Bewegung. Spüren Sie, wie angenehm Ihr Körper stimuliert und mit Blut und Qi versorgt wird. Gerade morgens ist diese Übung eine solche Wohltat.

Der Atem ist ein wichtiger Bestandteil des Qi und des Qi Gong. Über die Lungen in den Körper gelangt soll er in genau Ihrem Rhythmus fließen, nie gedrängt oder gepresst werden. Bitte achten Sie nur auf Atem und schwingende Bewegung, seien Sie eins damit. Schon hier werden Sie erleben, wie auch die Ruhe des Geistes durch die Ruhe und Gleichmäßigkeit der Bewegung gesteigert wird. Ohne YIN-Qi (= Ruhe) altern wir nämlich schneller als wir körperlich müssten. Das Schwingen (Shuai-Shou) gilt daher zu Recht als Beitrag zum Anti-Aging. Zusätzlich fördert es den Rückfluss des venösen Blutes, weil mit dem Schwingen die Venenklappen geöffnet werden.

Zwing Dich niemals zu
einer bestimmten Atemfolge,
lasse den Atem fließen,
dann kommt alles in Fluss

Das Erzeugen der Schwungkraft (Körper) ist somit im Yang, das schwingende Bein/Arm (besser vielleicht: das „geschwungene" Bein) selbst ist entspannt, also Yin (= *kein* Kraftaufwand). Die Beine sind – wie stets beim Qi Gong – leicht gebeugt. Wir kommen auf den sehr wichtigen Grundstand gleich ausführlich zu sprechen. Für hier ist wichtig, dass Sie bitte NIE die Knie des Standbeins durchdrücken, sonst blockiert nämlich der Qi-Fluss.

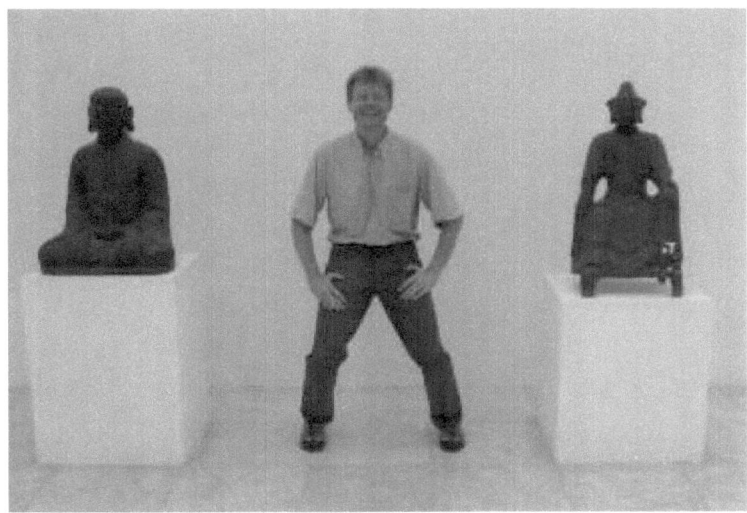

1. Der Qi Gong -GRUNDSTAND

Qi Gong und Ihr gesundheitlicher Erfolg stehen buchstäblich auf der Grundlage eines gesunden Standes. Dieser Stand bzw. Grund-Haltung fühlt sich für die meisten am Anfang etwas ungewohnt an, jedoch leistet er einen unschätzbaren Beitrag zur persönlichen Gesundheit. Es gibt im traditionellen Qi Gong mehrere solcher Stände, die bis zu einer Stunde durchgeführt werden, um (wirklich: SEHR) große Kraft im Körper zu erzeugen (Stehen wie ein Baum, sog. Pfahl-Stehen, Stehen wie ein Berg).

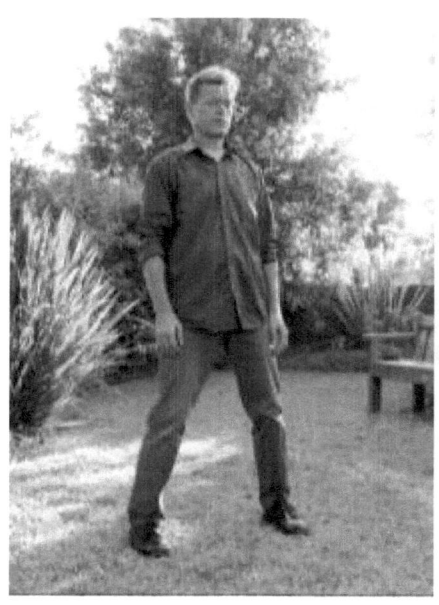

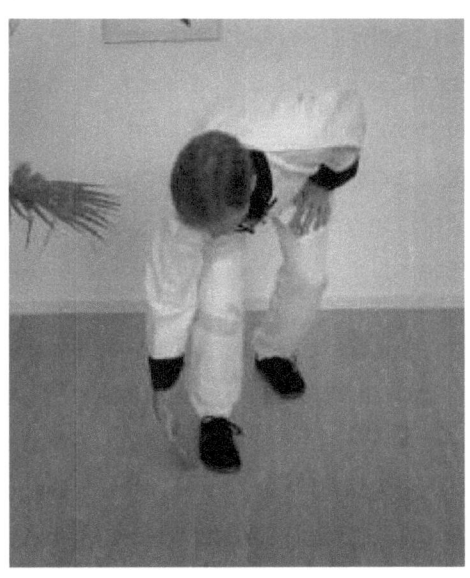

Stehen Sie bitte zunächst gerade und aufrecht. Ihre Füße zeigen nach vorne und stehen parallel, etwa schulterbreit auseinander. Die Beine sind leicht gebeugt. Achtung! Auf dem Bild oben links sieht es so aus, als ob die Zehen nach innen zeigen. Oft wird das auch so gelehrt, aber das ist falsch! Richtig ist, dass die Außenkante des Fußes geradesteht (vgl. zweites Foto oben). Und je nachdem wie sehr man einen Senk-, Spreiz-, Knick- (oder wie ich selbst alles zugleich) Fuß hat, desto weiter weist der große Zehe dann eben nach innen.

Am Anfang fällt man dabei leicht ins sog. Hohlkreuz. Dazu haben wir eine einfache und wirkungsvolle Übung (NICHT Teil der 9-Schleusen-Sequenz) während des Stehens entwickelt: Drücken Sie Gesäß und Schulter nach hinten, d.h. MACHEN Sie ein Hohlkreuz. Dann lassen Sie Ihr Steißbein sinken. Dabei müssen nämlich automatisch Ihre Knie etwas nach vorne kommen. Dann fühlen Sie sich, als ob Sie in einer sitzenden (!) Position wären, obwohl Sie stehen. In dieser Haltung ist Ihr Körper weitgehend entspannt, und gleichzeitig hat er den erforderlichen, ganz leicht und angenehm angespannten Grundtonus, den er im Qi Gong haben soll. Dies IST der Qi Gong-Grund-Stand.

Sogar Teilnehmer, die am Anfang größere Schwierigkeiten mit diesem Grundstand hatten, berichten mir später begeistert, dass sie mehr und mehr im Stehen entspannen können, und fühlen, wie sich so die Wärme und ein angenehmes Kribbeln bis in Füße und Hände verbreiten. Einmal rief eine Teilnehmerin, die wirklich in den richtigen Stand gekommen war, begeistert aus: „So könnte ich jetzt eine ganze Stunde stehen". Das wäre übrigens auch sehr förderlich für die Gesundheit, aber beginnen Sie erst einmal damit, den korrekten Stand überhaupt einzunehmen. Lange stehende Zeiten verbringt man in speziellen Formen des Qi Gong, etwa dem Zhan-Zhuang-Gong.

Behalten Sie diesen Grundstand bitte
während der gesamten Übungsfolge bei,
fallen Sie weder ins Hohlkreuz
noch drücken Sie Ihre Knie durch!

Ihre Arme hängen entspannt seitlich am Körper, auch Ihre Ellenbogen sind ganz leicht gebeugt, für Fortgeschrittene sei noch folgende traditionelle Anweisung erwähnt: Die Mittelfinger beider Hände liegen leicht an der Seite Ihres Oberschenkels an. Ihre Schultern sind vollkommen entspannt. Der Nacken fühlt sich leicht an, der Blick geht nach vorne. Das mit dem Blick ist wichtig. Schauen Sie nichts an! Aber gehen Sie auch nicht in einen „abwesenden" Zustand, schauen Sie absichtslos in die Ferne, ohne sich darin zu verlieren. Der Blick ist dabei leicht gesenkt, sodass er gewissermaßen am Horizont der Erde begegnet. „So stehen zu können, gibt Dir ein Gefühl von Stärke und Stabilität." So drückte es mein Meister aus, der ehrwürdige Fung Jao I.

Denn diese Position bringt Geist und Körper in Harmonie, ist also zugleich körperlicher und spiritueller Natur. Sie kann auch zu Verbesserung der Steh-Position und zur Vertiefung der Meditationshaltung verwendet werden. Vor allem sammelt sich Kraft im mittleren „Dan Tien". Dieser Kraft/Qi-Sammelort liegt etwa 2-3 fingerbreit unterhalb Ihres Bauchnabels. Fortgeschrittene spüren immer rascher nach Beginn der Übungen, wie sich dort Wärme, Kraft, Qi und Konzentration ansammeln. Doch streben Sie dies bitte nicht an! Richtigerweise gilt im Qi-Gong: „Wolle nichts, sondern erlebe, wie es geschehen möchte". Damit leiten wir nun zur ersten Schleuse über, d.h. zur Gelenk-Übungs-Gruppe für den Nacken.

2. Die Vier Nacken Übungen (旋頸)

Die Übungs-Folge beginnt traditionell oben am Körper. Das entspricht der klassischen Vorgehensweise im Qi Gong – und wird richtigerweise heute u.a. vom Deutschen Sportbund im Rahmen der funktionellen Gymnastik ebenso gelehrt. Im kämpfenden Qi-Gong sagt man lustiger weise dies:

Man beginne oben und in den Armen,
denn selbst wenn diese ganz erschöpft
sind, kannst Du mit Beinen und Füßen
noch trainieren, umgekehrt jedoch, auf
erschöpften Beinen,
geht dies nicht mehr!

Die Schleusen sind die Gelenke des Körpers. Durch langsame, sanfte und kreisende Bewegung machen wir unsere Gelenke geschmeidig und durchlässig für das Qi. Dabei wird jedes Gelenk mehrfach in alle Richtungen gewendet bzw. in sich selbst gekreist. Am Nacken will ich dies exemplarisch für alle Gelenke eingehend zeigen: Wir beugen ihn zunächst vor und zurück, dann sanft nach links und rechts, schließlich wird der Hals-Nacken-Bereich vor- und rückwärts gekreist.

Oft werde ich nach der exakten Anzahl der einzelnen Wiederholungen gefragt. Das lässt sich nicht pauschal beantworten, denn dies hängt von Ihrer Atmung bzw. deren Trainingszustand ab. Der weniger Geübte wird die Bewegungen in der Regel schneller ausführen, weil im Qi-Gong der Atem die Bewegung führt, und Sie anfangs aller Voraussicht nach noch nicht über ein großes Atemvolumen verfügen. Das stellt sich jedoch als erfreulicher gesundheitsfördernder Nebeneffekt mehr und mehr ein, sodass Sie dann die Übung meist nur noch zwei Mal wiederholen.

Wir wollen nun gemeinsam die nachfolgenden Bewegungen mit dem Nacken ausführen. Ich empfehle Ihnen, mit 2-3 Wiederholungen zu beginnen und zu schauen, wieviel Zeit das Set dann in Anspruch nimmt. En *normaler* Anfänger, der alles gut mitmachen kann, kommt ziemlich exakt auf 12 Minuten Übungszeit. Für den (sehr willkommenen) Fall, dass Sie ab und an länger als 12 Minuten üben möchten, steigern Sie die Anzahl der Wiederholungen langsam auf ca. 8 bis 10.

Zwingen Sie sich nicht zur Langsamkeit. Es ist nicht besser, weil es langsamer ist, sondern beobachten Sie einfach, wie sich mit der Zeit und der Zunahme Ihrer Qi Gong Fähigkeiten die Ausführung der Übungen von selbst verlangsamt. Das bedeutet dann zugleich auch, dass Ihr Lungenvolumen zunimmt, ein sehr willkommener Nebeneffekt, denn so erhält Ihr Blut mehr Sauerstoff.

(1) Den Nacken nach vorne und hinten beugen

Beugen Sie den Kopf langsam vor - dabei ausatmen - dann legen Sie den Kopf in den Nacken; dabei einatmen. Die ursprüngliche Ausführung dieser Übung erfolgte ohne Abstützen des Kopfes. Fortgeschrittene bevorzugen diese traditionelle Variante. Empfehlen möchte ich Ihnen jedoch, gerade am Anfang, die Arme zumindest beim Einatmen nach oben gen Himmel zu strecken, was verhindert, dass Ihr Nacken sich zu weit zurückbeugt. So wird der Kopf hinten und seitlich gestützt und es besteht keine Gefahr, dass Sie den Kopf „verlieren", also sich unkontrolliert zu weit nach hinten neigen, sondern alles wird stabilisiert. Eine andere Variante ist es, beide Hände stützend zu heben, um ein Abknicken des Nackens nach hinten von vornherein auszuschließen (vgl. zweites Foto unten).

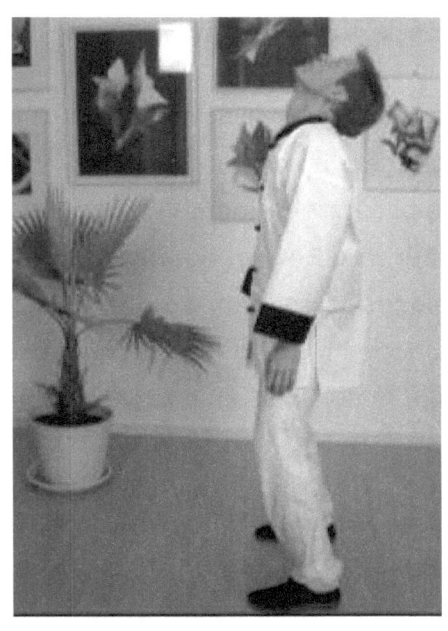

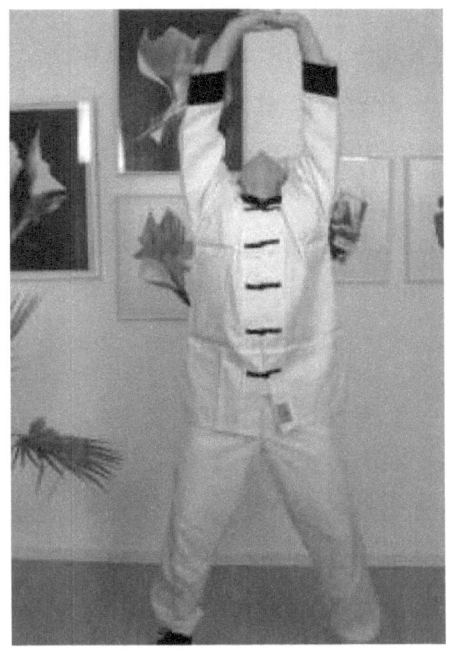

Anmerkung zur Art der Ausführung

Wer ohne Abstützung den Nacken beugt, möge bitte NUR KLEINE Bewegungen machen. Auf diese Weise lösen sich auch wie von selbst erste kleinere Verspannungen im Nackenbereich. Je größer Ihre Bewegung wird, d.h. je weiter Sie sich nach hinten neigen, desto mehr empfiehlt sich, eine der o.g. stützenden Positionen mit den Händen hinzuzufügen. Je weiter man den Kopf in den Nacken nach hinten neigt, desto eindringlicher ist diese Empfehlung!

Überhaupt muss man sagen, dass – zu Unrecht – einige Kritik an den asiatischen Kopf/Nacken Übungen besteht. Man fürchtet nämlich im Westen, dass die Nackenmuskulatur überstrapaziert wird, bzw. man sich dort leicht Zerrungen zuzieht. Wenn man den Kopf unkontrolliert nach hinten wirft, mag das passieren. Aber alles ist stabil und gesund, wenn Sie die Übungen langsam ausführen, bzw. wenn Sie schon beweglicher sind, die Schultermuskulatur durch das Strecken der Arme nach oben stabilisierend einsetzen. Das ist vollkommen sicher. Neben der Öffnung der Nacken-Schleuse für das Qi werden Sie übrigens auch feststellen, dass Sie beginnen, viel tiefer zu atmen.

Mit einer tiefen Bauch-Atmung (also mit dem Einatmen die Bauchdecke sanft anheben) kommt mehr Entspannung in den Körper und der Geist lässt los. Die Verkrampfungen des Geistes (!) zu lösen halte ich persönlich für noch wichtiger als die Verspannungen des Körpers, denn das erste führt zum zweiten. Fortgeschrittene sollten deshalb beim Einatmen den

Bauch dehnen. Besonders Teilnehmer*innen mögen diese Art der „Expansion" nicht sonderlich, sie ist der Gesundheit jedoch wirklich dienlich. Probieren Sie, was Ihnen am besten liegt und am meisten wohltut. Um dann optimal in die zweite Nacken-Übung überzugehen, fügen Sie hier am besten eine schöne, Qi-lenkende Dehnübung ein.

Sich seitlich strecken und das Qi ankurbeln

Weil man die Arme zur einen Richtung streckt, während man das Körpergewicht zur anderen Seite verlagert, nennt man diese Übung auch die sog. „Windmühle". Strecken Sie bitte einfach nach der vorangehenden Übung mit dem Einatmen die Arme gen Himmel, verlagern Ihr Gewicht nach links und führen Ihre Arme gestreckt im Kreis nach unten, verlagern dann Ihr Gewicht nach rechts, atmen wieder ein und führen die Arme dabei seitlich links in einer kreisförmigen Bewegung wieder nach oben.

Dann wieder ausatmen und die Arme nach unten führen, wo Sie einen Moment Pause machen, also eine Entspannungsphase folgen lassen. Das ist für den westlichen Verstand sehr schwierig, weil „man ja eigentlich noch nichts Anstrengendes gemacht hat", wovon man sich ausruhen könnte. Das sieht man im Qi-Gong jedoch ganz anders. Hier kommt es nicht darauf an, sich zu erschöpfen, um dann eine Pause einlegen zu dürfen, sondern hier ist es wichtig, auch die YIN-Energien zu fördern. Entspannungs-Phasen dienen also nicht der Erholung von Anstrengung, sondern zum Aufbau des Yin, also etwa zur Förderung der Schlafbereitschaft. Das nachfolgende Foto zeigt einen weiteren ruhigen, etwas offeneren Stand, in welchem sich die zweite Nacken-Übung gut ausführen lässt.

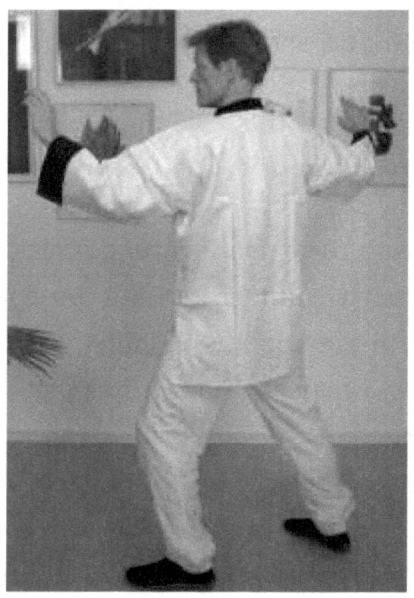

Noch ein Wort zur Atmung

Das Ausatmen ist tiefer und wichtiger, es ist des Menschen grundsätzliche Reinigung von allem Verbrauchtem. Vgl. Sie z.B. Asthma-Patienten haben Probleme beim Ausatmen! Ihr Ausatmen sollte daher wirklich so erfolgen, dass Sie bewusst und wahrhaft loslassen, und sich dabei als Teil der Umgebung wissen, sich sicher fühlen, also Ihre Atem-Kraft abgeben in dem Bewusstsein, stets wieder genährt und mit neuem Leben/Atem-Qi (Prana) gefüllt zu werden. Auf diese Weise gesunden Sie von innen her, auf ganz tiefen Ebenen.

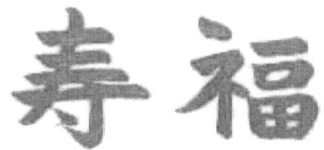

(2) Abwechselnd nach links und rechts schauen

Nun stehen Sie richtig, mit den Armen in Fächerform, um die zweite Nacken-Übung auszuführen. Entspannen Sie Ihre Schultern, soweit es geht. Dann bewegen Sie bitte langsam den Kopf/Nacken nach links (= einatmen), dann nach rechts, dabei bitte ausatmen. Auch hier sollten Sie anfangs am besten 3-4 Wiederholungen ausführen. Später werden es weniger, weil Sie dann statt des Körpers viel mehr das „Qi" bewegen und sich zudem Ihr Lungenvolumen verbessert hat. Bei dieser Übung gibt es eine alternative Atmungsweise. Wenn Sie erste Fortschritte spüren, hilft sie, Ihre Bewegungen langsamer und bewusster werden zu lassen: Atmen Sie ein, während der Kopf gerade ist. Dazu pausiert man in der Bewegung und atmet dann jeweils zu den Seiten hin aus. So verlängert sich die Übungsphase.

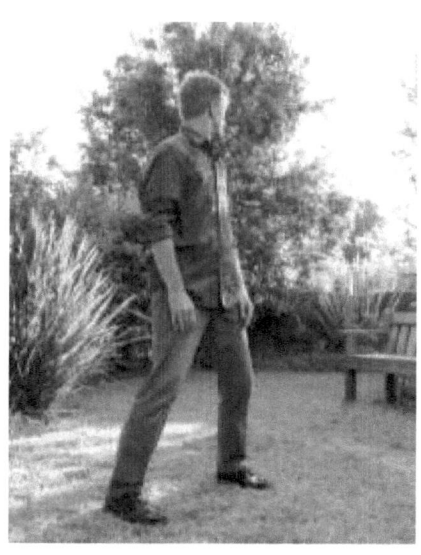

Anwärmen der Schulter-, Hand- und Fingergelenke

Sobald Sie den Nacken nach beiden Seiten gedreht haben, lockern Sie bitte bewusst Ihre Schultern und spannen Ihre Fingergelenke einige Male kurz und kräftig an. Diese Bewegung nennt man „die Tigerkrallen ausfahren". Dann dehnen Sie Ihre Handgelenke 2-3 Mal nach innen und außen.

Und schließlich drehen Sie beide Schultern mit dem Ausatmen weit nach innen, um diese Schleuse zu öffnen. Gedreht wird dabei das Innen-Schulter-Gelenk, die sog. Rotatorenmanschette. Führen Sie alle drei Bewegungen bewusst und langsam aus, atmen Sie regelmäßig und tief. Überdehnen Sie nichts.

Dehnen von Hüfte, Oberarm und Schultern

Aus der abschließenden Schulterdrehung nach innen (= Ausatmen) führen Sie beide Hände zur Stirn (= Einatmen), dehnen aus den Schultern nach vorn und beugen sich dabei sanft vornüber, vgl. erstes nachstehendes Foto.

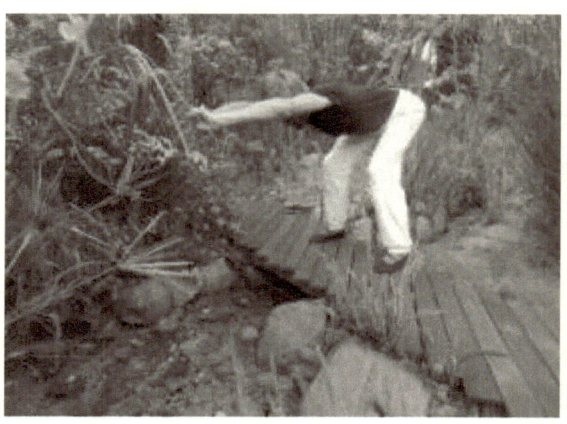

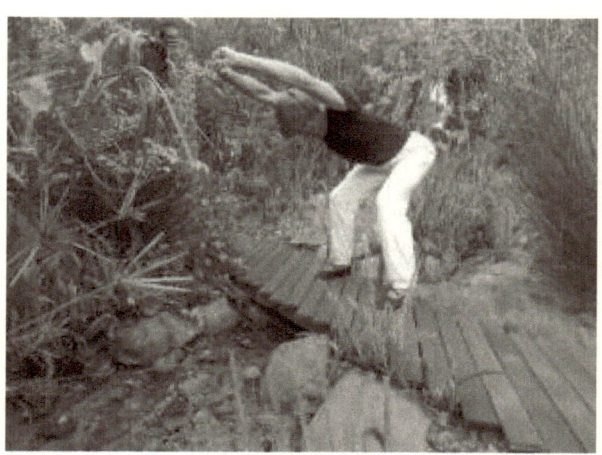

Von dort ziehen die Fortgeschrittenen zur Kräftigung der Muskulatur beide Arme nach oben (= Einatmen) und führen sie anschließend wieder in eine gerade Position (= Ausatmen), vgl. Foto oben. Dann richten Sie sich auf und ziehen zugleich die Hände wieder an die Stirn (= Einatmen); dann senken Sie beide Hände bis zum Dan Tien ab (= Ausatmen). Sowohl die Dehnung der Sehnen als auch die Anspannung der Muskulatur kräftigen den Körper und verhelfen Ihnen zu guter Form.

Anschließend strecken Sie sich weit nach oben, bleiben jedoch im Grundstand, d.h. vor allem mit leicht gebeugten Knien stehen. Gehen Sie dabei auch auf die Zehenspitzen, wenn es geht, und verweilen Sie in dieser nach oben gedehnten Haltung ca. 10 Sekunden. Denn dies erwärmt Ihren Oberkörper weiter und erlaubt dem Qi, gut in Ihnen zu fließen.

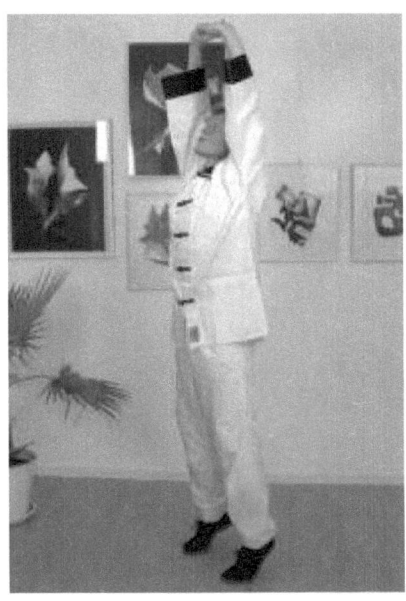

Aus dieser Streckung nach oben heraus rollen Sie dann die Wirbelsäule vom Nacken her nach unten ein und beugen sich leicht nach vorn. Bitte finden Sie auf jeden Fall einen Haltepunkt für Ihre Hände und stützen Sie so, Ihren Rücken schonend, den Oberkörper ab! Wer schon gelenkiger ist, kann die Hände auf dem Boden abstützen. Es reicht jedoch, gerade für Anfänger, die Hände oberhalb der Knie aufzustützen. Dann entspannen Sie den Nacken und verbleiben in dieser Position 8-10 Sekunden. Durch das Neigen des Kopfes nach unten wird auch der Fluss des Qi nach unten angeregt, was für alle Organe eine Wohltat ist.

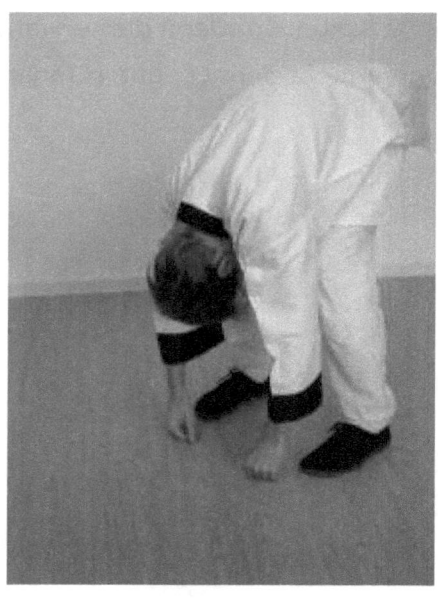

Danach gehen Sie in die Hocke, und zwar bitte nur so tief, dass es Ihnen keine Mühe macht, sich nach 2-3 Atemzügen wieder aufzurichten. Fortgeschrittene ziehen hierbei mit dem Einatmen die Arme nach oben. Letzteres ist schon ziemlich anstrengend, daher übertreiben Sie es am Anfang nicht!

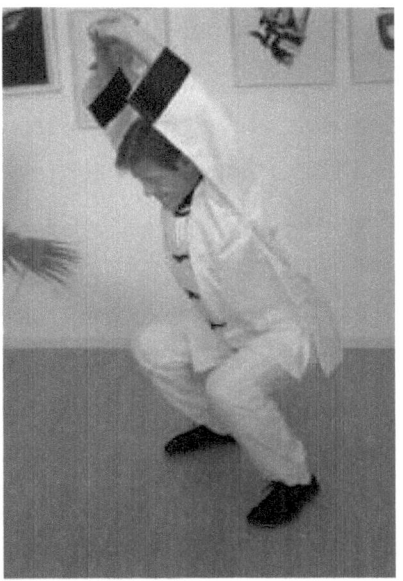

Aus der Hocke richten Sie sich bitte wieder in den Grundstand auf. Aus dem Aufrichten heraus geben Sie etwas Kraft in die Arme, denn nun folgt zur Entspannung das Schwingen der Arme.

Entspannung-Phase: Kurzes Schwingen der Arme

Mit dem Schwung aus dem Sich-Aufrichten aus der Hocke heben Sie bitte beide Arme bis maximal auf Schulterhöhe an und lassen sie dann herunterschwingen bis hinter den Körper. Vor dem Körper, auf dem höchsten Punkt, werden die Handflächen mit einem kleinen Ruck gedreht, so dass sie nach unten zur Erde zeigen. Auf diesem Drehen der Hände liegt hier eine gewisse Betonung, denn durch das Drehen erhalten die Venenklappen einen Impuls, sich zu öffnen, was ältere Meister durchaus als den entscheidenden Teil der Übung ansehen, weil damit das Blut „glücklich und ungehindert" zum Herzen zurückfließen kann. Während die Arme nach vorne schwingen, zeigen die Handflächen nach oben („schauen himmelwärts), auf dem höchsten Punkt des Schwunges werden sie schnell aus dem Handgelenk gedreht, dann schwingen beide Arme – ohne eine Pause - zurück. Dabei entstammt der Schwung allein der Bewegung des Körpers, *nicht* der Arme, deren Muskulatur dabei ganz entspannt bleiben soll. Traditionell nannte man das „die Arme fallen lassen".

Entscheidend für die positiven gesundheitlichen Wirkungen ist, dass das Schwingen *nicht mit* den Armen ausgeführt wird, d.h. ohne Muskelkraft der Arme erfolgt, sondern dass die Arme indirekt bewegt werden, nämlich durch die Bewegung des Körpers, insbesondere der Beckenregion. Halten Sie weiterhin Ihre Knie leicht gebeugt. Viele und gerade ältere Menschen in der westlichen Welt leiden an Venenproblemen, seien es Entzündungen, Blutstau, Kreislaufschwäche, geplatzte Äderchen, Besenreiser, um nur einige zu nennen.

Diese Übung ist sehr gut für die Venen, denn sie entspannt die Blutgefäße. Außerdem ist sie sanft und wirkungsvoll zugleich, genießen Sie sie also.

Diese Übung eignet sich gerade auch isoliert (d.h. ohne die ganze 9-Schleusen-Sequenz) ausgezeichnet für ältere Menschen, denn sie regt das Körper-Qi an, stimuliert leicht den Kreislauf, d.h. der Körper „erwacht", ohne dabei abrupt bewegt zu werden. Wenn Sie im Laufe Ihrer täglichen Übungen mal etwas mehr Zeit aufwenden möchten, dann können Sie gerade diese Übung mit großem Gewinn für den ganzen Körper gut und gesund auf bis zu 5 Minuten ausdehnen. Das wird von alters her als sehr gesundheitsfördernd angesehen. Wer noch andere Sportarten betreibt, wird es als Gewinn empfinden, vor seinem Training Arme und Beine einige Minuten zu schwingen.

Denken Sie bei der Ausführung an nichts! Seien Sie nichts als das schwingende Bewusstsein Ihrer Arme. Denken Sie an nichts! Ihre Füße sollen dabei fest auf dem Grund stehen, ideal ist es, eine gewisse Sog-Wirkung zwischen der Fußsohle und der Erde zu erzeugen, sodass auch Fuß und Bein Sehnen gekräftigt werden. Das gelingt jedoch meist erst fortgeschrittenen Qi Gong Praktizierenden.

Dauer: ca. 20 Sekunden.

Atmung: Eingeatmet wird, wenn es geht, ausschließlich bei der Aufwärtsbewegung. Je nach Ihrem Lungenvolumen bzw.

wie langsam Sie schwingen, wollen Sie vielleicht nur bei jedem zweiten Aufwärtsschwung Atem holen. Das sollten Sie so machen, wie es Ihr Wohlbefinden am besten unterstützt. Es ist wichtig, dass Sie gleichmäßig atmen und die Kraft für diese Schwing-Bewegung vor allem aus der Beckengegend kommt. Die Aufwärtsbewegung ist der YANG-Teil (i.e. aktiv) und sollte daher mit dem Einatmen kombiniert werden.

Atem oder „Prana" ist ein essentieller Teil des Qi, weshalb er in Harmonie mit dem eigenen *persönlichen Rhythmus* fließen soll. Der Atem darf nie gepresst oder gar unterdrückt werden. Ein jüngerer Zweig des sog. Yang -Stils im Tai Chi Chuan (vgl. dazu www.youtube.com/watch?v=aUSvOX6Xsog) verzichtet neuerdings komplett auf eine bewusste Harmonisierung von Bewegung und Atmung; man empfiehlt stattdessen stets gleichmäßig zu atmen, ohne Berücksichtigung des Übungsteiles, in welchem man sich gerade befindet.

Meine persönliche Empfehlung an Sie ist: Werden Sie EINS mit dem Schwingen und entdecken Sie eine ganz neue Art der Entspannung des Geistes für sich. Da Entspannung auch den Körper verjüngt und verschönert, gehört das Schwingen traditionell in die Gruppe der *Anti-Aging*-Übungen.

Lassen Sie nun einfach die Arme sanft auspendeln, entspannen Sie dabei weiter; spüren Sie die wohlige Wärme, die im gesamten Oberkörper und besonders in den Händen entstanden ist. Dann legen Sie abschließend die rechte Hand auf die linke Schulter und gehen zur dritten Nacken-Übung über.

(3) Kopf seitlich auf die Schulter legen

Kommen wir nun zur dritten Nacken-Übung. Unser Ziel ist es ja, jedes Gelenk in jede Richtung zu bewegen, um es langfristig gesund und für das Qi durchlässig zu erhalten. Nach dem Vor- und Zurück-Beugen und Nacken- Wenden folgt nun eine leichte Dehnung zu beiden Seiten.

Dazu legen Sie bitte den Kopf zunächst nach rechts auf die Schulter, wenn Sie mögen, ruhen Sie dort ein wenig aus. Natürlich heißt die Übung nur so! Gemeint ist: Führen Sie den Kopf behutsam „in Richtung" Ihrer Schulter. Man kann und sollte am Anfang einatmen, während man den Kopf wiederaufrichtet und nach außen hin ausatmet. Wenn Sie die Bewegung verlangsamen möchten, dann können Sie, während Ihr Kopf gerade ist, einen weiteren Atemzug hinzufügen.

Besonders für Anfänger hat sich dies bewährt: Aus der natürlichen schwingenden Bewegung heraus legen Sie Ihre rechte Hand auf die linke Schulter. Das schützt Übende vor einer Überdehnung der Nackenmuskulatur, denn es begrenzt die Bewegung des Kopfes nach rechts, d.h. Sie können den Kopf gar nicht ganz nach rechts auf die Schulter legen.

Beim Führen des Kopfes zur Schulter seien Sie bitte besonders achtsam mit sich und Ihrem Körper. Drücken Sie den Kopf niemals unter Schmerzen zur Seite. Ich weiß, dass man gerade morgens oft verspannt ist, und es auch mal zu einer Seite fast gar nicht geht. Achtsamkeit heißt dann, dies zu akzeptieren und den Kopf nur soweit zur Seite zu legen, wie das gut möglich ist. Vertrauen Sie dem fortschreitenden und regelmäßigen Üben, Gong heißt ja „üben". Sie werden sehen, dass jeder Teil des Körpers im Laufe der Zeit weicher, beweglicher und geschmeidiger wird. Viele Teilnehmer meiner Kurse berichten über wahrhaft „erstaunliche Veränderungen", übrigens gerade auch in fortgeschrittenem Alter.

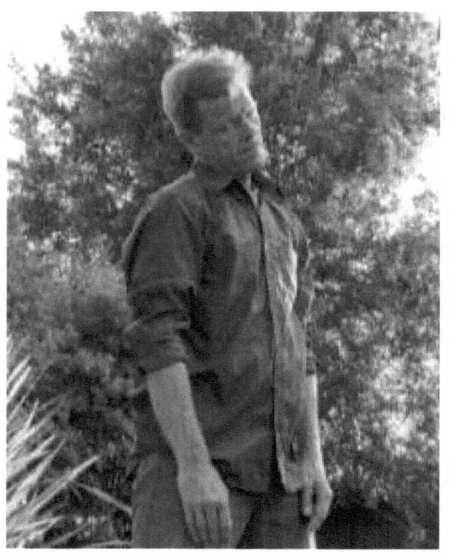

Dann „legen" Sie den Kopf nach links auf die Schulter. Bitte überdehnen nicht, pressen Sie den Kopf nicht, vor allem, wenn Sie Nackenverspannungen lösen möchten. Es ist nämlich niemals die „Gewalt" (Kraft), mit der man übt, die heilende Effekte hat, sondern die Ruhe in der Bewegung. Neigen Sie daher den Kopf stets langsam zur jeweiligen Seite, das entspricht auch der Atmung, denn das Ausatmen (= YIN-Phase) sollte die längere sein.

Nach der abschließenden Wiederholung nach links lassen Sie den Kopf auf der linken Schulter etwas ausruhen. Denn durch die Neigung des Kopfes nach links wird Ihre rechte Gehirn-hälfte besonders gut durchblutet, also die Seite, die u.a. für Interkonnektivität, Kreativität, assoziatives (weibliches/Yin) Denken und Entspannung zuständig ist.

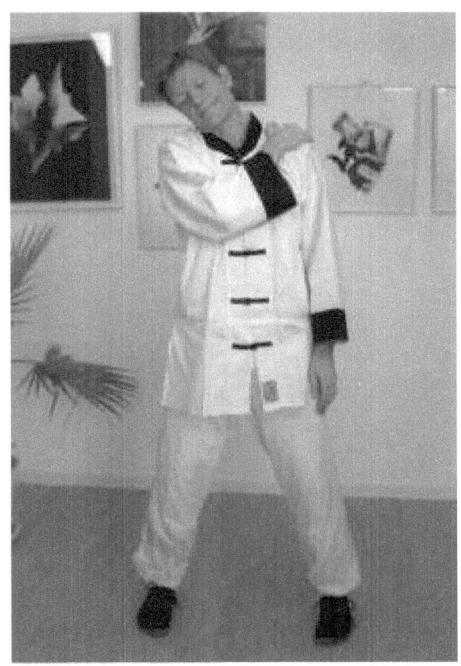

Ein genereller Hinweis zum Atmen

Die Ausatem-Phase sollte stets länger sein als das Einatmen. Atmen Sie tief in den Bauch, d.h. die Bauchdecke sollte sich beim Einatmen sanft heben. Versuchen Sie bitte nicht, Atmung und Bewegung zwanghaft anzugleichen, sondern erleben Sie einfach, wie sich beides miteinander harmonisiert. Die ATMUNG FÜHRT die Bewegung, nicht umgekehrt. Alles was Sie denken und wollen, könnte hinderlich sein. Stattdessen erleben Sie am besten einfach, wie mit etwas Unterstützung Ihrer Bauchmuskulatur eine tiefe Atmung geschieht und sich mehr und mehr Ruhe und Entspannung in Ihnen ausbreiten, körperlich ebenso wie emotional-mental.

(4) Mit Kopf bzw. Nacken kreisen

Aus der Neigung des Kopfes nach links gehen Sie in die vierte Nacken-Übung über, nämlich in ein sanftes Nacken-Kreisen. Kreisen Sie den Nacken jeweils 3-4 Mal in jede Richtung. Bitte führen Sie die Übung ganz langsam aus. Reißen Sie niemals an Ihrem Kopf. Überdehnen Sie nicht. Diese Übung ist im Westen nicht unumstritten. Einige Leute glauben, dass eine Gefahr für den Nacken besteht und raten daher, diese Übung zumindest nur mit sehr kleinem Kreisen auszuführen. Insoweit ist das ganz im Sinne des Qi Gong, achten Sie gut auf sich, probieren es zunächst mit einer kleinen Bewegung. Ich mache diese Übungen jetzt seit 30 Jahren, weder mir noch den vielen Menschen, die ich trainiert habe, ist jemals eine Verletzung widerfahren, auch nicht bei dieser Übung.

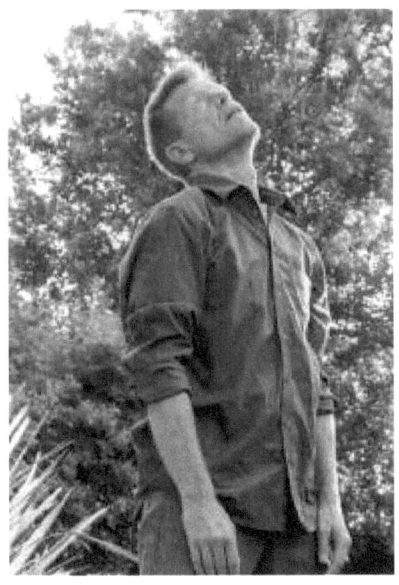

Nachdem Sie in eine Richtung gekreist haben, senken Sie den Kopf nach vorn, und zwar ganz ohne Anspannung und ruhen etwas aus, etwa 4-5 Sekunden, denn das genügt, um einen schönen (Yin-) Ruheimpuls durch den Körper zu senden. Dann kreisen Sie in die andere Richtung. Die Atmung geht folgendermaßen: während Sie den Kopf nach hinten führen, atmen Sie EIN, während Sie vorne herum kreisen, atmen Sie bitte AUS. Danach gehen wir zur nächsten Gelenkgruppe, den Schultergelenken.

Anmerkung zur Ausführung für Anfänger

Gerade Anfängern fällt es zumeist leichter, abwechselnd nach links und dann nach rechts zu drehen. Auch das ist eine sehr gute und gesunde Übungsform.

Zu den Ruhe- und Entspannungs-Phasen

Es besteht ein fundamentaler Ost-West-Unterschied hinsichtlich der Begriffe „Ruhe", „Pause" und vor allem dem konzeptionellen Verständnis von Entspannung. Im Westen ruhen wir nur aus, wenn wir von etwas, insbesondere vom Training erschöpft sind. Im Gegensatz dazu gehören die Ruhe- bzw. Entspannungsphasen im Qi Gong zum Training mit dazu. Auch Pausen gehören zum Training, aber sie sind in diesem Sinne *keine* Entspannung. Pausen dienen der Regeneration von körperlicher und geistiger Kraft. Im Qi Gong sollten Sie ca. alle 30 Minuten eine längere Pause einlegen, um Ihr Qi aufzubauen anstatt es zu erschöpfen, was leider bei vielen westlichen, sportlichen Aktivitäten geschieht.

Ganz anders ist hingegen das Qi Gong gemäße Konzept der Entspannung zu verstehen. Bei Entspannungs-Phasen handelt es sich um ca. 10–15 Sekunden lange Phasen, in welchen der Körper nicht bewegt wird, d.h. die muskuläre Aktivität ruht. In diesen Phasen erlauben Sie dem Qi, weich und sanft durch den Körper zu fließen, was Ihre Gesundheit sehr unterstützt. Es ist dies *keine* Pause, sondern ein Zustand. In den Pausen sollen Sie ruhig einen Tee trinken oder eine Kleinigkeit essen, oder sich die Beine vertreten. Während einer Entspannungsphase hingegen geschieht das Fließen in Ihrem Körper. Fung Yao I nannte diese Erfahrung „das Yang im Yin spüren". Aus diesem Konzept heraus lassen sich dann auch die z.T. zeitlich langen Stände in bestimmten Positionen wie dem Grundstand erfassen. Denken Sie an nichts, kommen Sie stattdessen in einen Zustand reinen Seins, welchen man den „Qi-Gong-Zustand" nennt.

In diesem Set gibt es je nach Ausführung bis zu 6 solcher Entspannungsphasen. Bitte kürzen Sie diese Phasen NICHT! Denn sie sind integraler Bestandteil des Qi Gong. Entspannung fördert die Yin-Energie. Und ohne dieses Yin kann sich auch Ihre Yang-Energie (Aktivität) nicht richtig entwickeln. Ich empfehle, diese Phasen bewusst zu erleben und dabei „loszulassen". Letzteres drückt sich im Hängenlassen der Muskulatur aus. Spüren Sie dabei in den Körper hinein, erleben Sie das Pulsieren, Vibrieren des Körpers als automatische „Tätigkeit", daher genannt „Yang im Yin erleben".

Wer schnell erschöpft ist, z.B. nach langer Krankheit, der möge auf jeden Fall weitere Ruhepausen einlegen, sich zwischendurch setzen oder einfach einige ruhige Atemzüge tun zwischen den einzelnen Übungen. Nehmen Sie sich in solchen Fällen vielleicht doch etwas mehr Zeit als 12 Minuten, oder aber Sie führen zu Anfang weniger Übungen durch, ruhen dafür mehr, d.h. verlängern die Entspannungsphasen. Glauben Sie mir: Das wird Ihrer Gesundheit gute Dienste leisten, denn es erlaubt Ihren Selbstheilungskräften, IN IHNEN tätig zu werden.

3. Die Vier Schulter-Übungen (轉肩)

Auch die Übungen, welche die Schultergelenke stärken und durchlässig für das Qi machen, wollen mit Ruhe, Konzentration und Gelassenheit ausgeführt werden. Auch die Schultern werden in alle Richtungen gedreht und geschmeidig und kräftig gemacht.

(1) Die Schultern anheben und wieder senken

Heben Sie zunächst langsam, mit dem Einatmen, Ihre Schultern bis zu den Ohren. Die Bewegung ist langsam, die Atmung intensiv. Hebende Bewegungen ebenso wie das Ein-Atmen gehören zum YANG-Zyklus (männlich, anspannend) einer Übung. Hier können Sie zum ersten Mal ganz bewusst spüren, wie die Atmung Ihre Bewegung führt. Verlangsamen Sie dazu einfach Ihre Bewegung, lassen Sie los, alles im Griff haben zu müssen. Spüren Sie, wie die Schulter dem Atmen folgen möchte. Das führt zu Ruhe und Gelassenheit der Atmung und des inneren Bewusstseins. Danach senken Sie die Schultern wieder und atmen dabei aus. Bitte führen Sie die Schultern nach unten, lassen Sie sie nicht einfach fallen. Spannen Sie dazu die Muskulatur um die Schultergelenke und in den Schultern an. Denn so werden auch einige Muskeln trainiert, die sonst im Leben zu wenig Beachtung erhalten. Und es ist Ziel schon dieser kleinen Qi-Gong-Sequenz, Ihre gesamte Muskulatur zu kräftigen. Führen Sie dieses Anheben und Senken 2-3 Mal aus. Mit der abschließenden Wiederholung gehen Sie in das nachfolgende Vorwärtskreisen über.

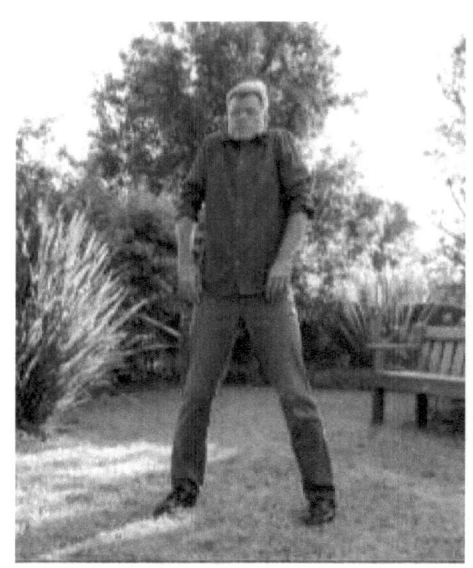

(2) Beide Schultern vorwärts kreisen

Danach gehen Sie zum Vorwärtskreisen der Schultern über. Aus der ersten Bewegung kommend lassen Sie sich etwas Zeit. Bei dieser Übung ist es für den Anfänger schwierig, Atmung und Bewegung in Harmonie zu bringen. Bitte lassen Sie davon ab, stets feste Punkte haben zu wollen, d.h. wenn die Schultern nach hinten kreisen unbedingt ein- oder ausatmen zu wollen. Erspüren Sie, wie Ihre Atmung erfolgen möchte. Lassen Sie sich darauf ein, passen Sie die Bewegung der Atmung an. Lassen Sie sich von Ihrem Atem führen. *Das ist richtiges Qi-Gong.*

Die Schultern abwechselnd nach vorne kreisen

Führen Sie nun das Schulterkreisen abwechselnd links und rechts aus. Spüren Sie dabei, wie sich Ihre Sehnen und Muskulatur bis tief in den Rücken dehnen und kräftigen. Ebenfalls 2-3 Wiederholungen.

Für Fortgeschrittene

Bei dieser Übung möchte Ich Ihnen ein schönes Beispiel dafür geben, wie man die Konzentration auf die Entspannung anstatt auf die Arbeit bzw. Anspannung legt. Wer das Schulterkreisen schon öfters geübt hat, möge doch gelegentlich probieren, die Konzentration *nicht* auf die kreisende, d.h. *arbeitende* (= Yang-Teil des Körpers während dieser Übung) Schulter zu richten, sondern jeweils auf diejenige Schulter, welche ruhig und entspannt ist. Das ist gar nicht so einfach, wie es sich anhört! Denn der Westliche Mensch ist es gewohnt, sich auf seine Tätigkeit zu fokussieren, auf sein Aktivsein. Ruhe geben wir uns in diesen Breitengraden nur dann, wenn wir erschöpft sind, bzw. uns die Pause, die Rast, die Ruhe auch wirklich verdient haben. Leider führt diese Haltung in ein kollektives Burnout.

Sie können daher durch einen veränderten Fokus an dieser Stelle eine ganz wertvolle, langfristige passive (!) Gesundheitsvorsorge betreiben, nämlich indem Sie Entspannung fördern, und zwar zweckfreie Entspannung, also nicht solche, die Sie sich zuvor *verdient* haben. Sehen Sie bitte Qi Gong als

Möglichkeit an, diese wichtige *andere* Form der Entspannung einzuüben. Ich weiß noch wie ich selbst, schwer erkrankt, in Asien ankam. Dort musste und durfte ich endlich lernen, dass Pausen und Ruhe/Entspannungs-Phasen ein *Teil* des Trainings sind, nicht bloß Regenerationsphase nach dem Training oder der Arbeit. Wenn Sie diese Empfehlung beherzigen, dann tun Sie wirklich Gutes für sich und Ihre Gesundheit, vertrauen Sie mir! So entwickeln Sie mehr und mehr auch die im Westen meist fehlende Yin- Energie im Körper. Yin-Energie ist vor allem zur Förderung der Schlafbereitschaft wichtig, also besonders, wenn Sie Qi Gong u.a. auch betreiben, um besser ein- und durchschlafen zu können.

(3) Abwechselnd eine Schulter zum Himmel ziehen

Nach den beiden vorwärts kreisenden Übungen kommen Sie bitte einen Moment in Ruhe und konzentrieren sich noch einmal auf einen guten Grundstand. Dann ziehen Sie im Wechsel erst die linke, dann die rechte Schulter weit nach oben. Der Oberkörper (Wirbelsäule) bleibt dabei gerade, d.h. Sie lehnen den Kopf bei dieser Übung nicht zur Seite. Die gegenüberliegende Schulter soll hingegen aktiv nach unten gedrückt werden (vgl. nachstehendes Foto). Hier sind ebenfalls 2-3 Wiederholungen empfehlenswert.

(4) Schultern im Wechsel rückwärts kreisen

Nach dem Ziehen und Drücken kreisen Sie nun beide Schultern abwechselnd 2-3 Mal rückwärts.

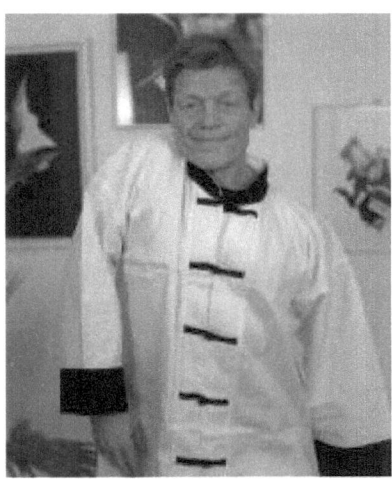

Beide Schultern zusammen rückwärts kreisen

Danach kreisen Sie beide Schultern zusammen bis zu 4 Mal rückwärts. Dies kräftigt due Muskulatur effektiv. Auch hier gilt: die Atmung führt, gibt also vor allem auch das Tempo der Bewegungen vor. Das heißt oft, dass der Atmungszyklus langsamer erfolgt als ein vollständiger Schulterkreis. Ich helfe mir in solchen Fällen damit, dass ich die Bewegung verlangsame bzw. während einer Ausatmen-Phase zwei Mal mit den Schultern kreise. Nach dem abschließenden rückwärts Drehen lassen Sie bitte Hände und Arme in die erste Übung des Ellbogen-Kreisens hineinfließen.

4. Das Kreisen der Ellenbogen (旋肘)

Es ist ein schöner Übergang, aus dem abschließenden Rück-
wärtskreisen mit den Schultern die Arme leicht zu heben und
dann außen herum langsam mit den Ellenbogen zu kreisen.
Vordergründig sieht es so aus, als ob die Arme rund vor dem
Körper kreisen. Es geht jedoch hier um das Ellenbogengelenk.
Die Muskulatur der Arme soll daher überhaupt nicht angespannt werden, sondern Kraft und Bewegung sollen komplett
aus den Gelenken erfolgen. Zunächst wird der Kreis 3-4 Male
außen herumgeführt, d.h. der linke Ellenbogen kreist gegen
den Uhrzeiger-, der rechte mit dem Uhrzeigersinn. Geatmet
wird gemäß folgendem einfachen Prinzip: Einatmen bei stei-
gender Bewegung, ausatmen jeweils beim Senken. Dann erfolgen weitere langsame, bewusste Kreise, diesmal in die andere Richtung, nämlich innen herum vor dem Körper.

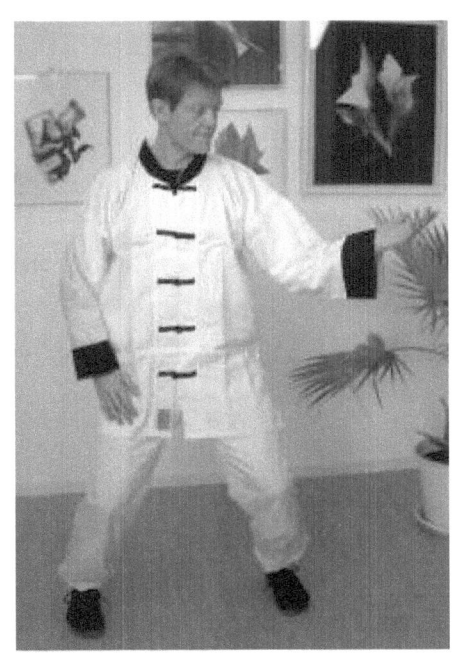

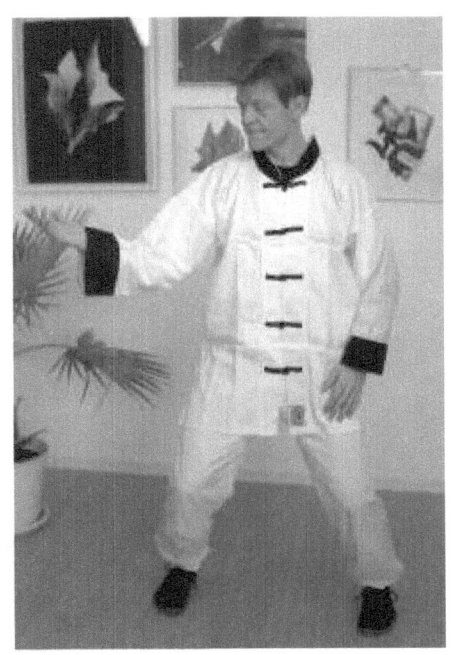

Fortgeschrittene zusätzlich:

(1) Verbreiterter Grundstand

Führen Sie die Übung auch einmal aus, während Sie die Füße (deutlich) weiter als Schuler breit nebeneinanderstellen. Der Stand ist im Qi Gong ein echter Gesundheits-Faktor. Das breitere Stehen wird in Asien auch „Sitzen wie ein Fels" genannt, bzw. auch „Sitzen auf dem großen Pferd". (vgl. Foto oben rechts). Dieses Stehen wird in der professionellen Ausführung während der gesamten Sequenz beibehalten, soweit dies bei den einzelnen Übungen geht. Denn das erhöht die Anstrengung und damit die Trainingsanforderung für Herz und Kreislauf ganz erheblich.

(2) Seitliche Yin- Yang- Meditation

Diese Variante für Fortgeschrittene nennt man auch den „abwechselnden Ellenbogenkreis". Versuchen Sie dafür bitte außerdem (zumindest ab und an einmal), jeweils einen Arm ganz ruhig und entspannt zu lassen (vgl. Fotos oben), während der andere auswärts wie inwärts kreist. Achten Sie bei beiden kreisenden Bewegungen darauf, den anderen Arm vollkommen zu entspannen. Konzentrieren Sie sich weniger auf die Bewegung mit den Armen als auf das Drehen des Ellenbogens. Dieses Drehen lässt sich durch bewusste Handkontrolle verstärken: Drehen Sie vor dem Heben bzw. Senken der Arme jeweils die Handflächen nach unten bzw. nach oben, und zwar allein durch Rotation des Ellenbogens.

Auf diese Weise vervollständigen Sie den Kreis mit den Ellenbogen. TeilnehmerInnen berichten immer wieder, dass die Durchführung dieser Übung Ihnen u.a. dabei hilft, abends besser einzuschlafen. In der Tat ist dies eine Yin-fördernde, äußerst beruhigende Bewegung. Bitte „arbeiten" Sie daher bewusst NICHT, sondern fühlen Sie die in Ihnen wachsende Entspannung. Dazu trägt gerade beim Ellenbogenkreisen auch die insgesamt entspannte Körperhaltung bei. Entspannungs- und Ruhephasen sind integraler Bestandteil eines jeden guten Qi-Gong-Trainings!

5. Kreisen mit den Handgelenken (遶腕)

Diese Übung sieht erfahrungsgemäß für den Anfänger ein wenig kompliziert aus. Beide Teil-Bewegungen (nachfolgend a und b) werden abwechselnd ausgeführt. Die Handgelenke werden dabei kräftig beim Drehen angespannt. Es erfolgt eine große Stärkung der Handgelenke. Am Anfang reichen 3-4 Wiederholungen aus. Atmen Sie ein, wenn sich das Gelenk (und die Hand) nach außen dreht, atmen Sie aus bei der Drehung nach innen.

Denken Sie bitte daran, die Handflächen zu dehnen, alle beteiligten Sehnen langsam anzuspannen und dann wieder zu lockern. Diese Übung ist übrigens so kräftigend, dass sie zugleich eine Vorübung zum kämpfenden Qi Gong ist. Für unsere Gesundheitszwecke ist das ebenfalls sehr wichtig.

(1) Drehen des Handgelenks nach außen

Die erste Teilbewegung ist das Drehen der Handgelenke nach außen. Hierbei dreht sich aus anatomischer Notwendigkeit natürlich die Hand mit nach außen, dabei wird eingeatmet. Es handelt sich also um den Yang- Anteil dieser Übung!

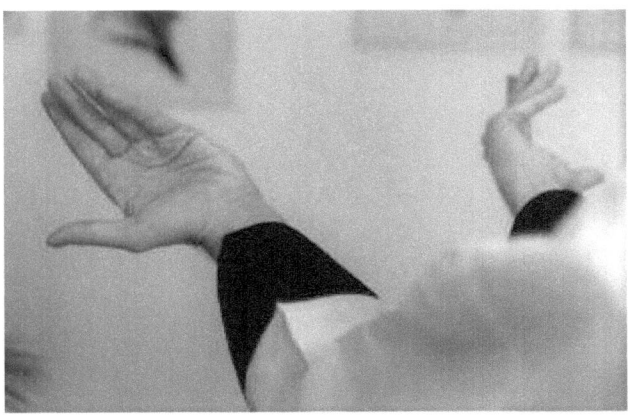

(2) Drehen des Handgelenks nach innen

Mit der zweiten Teilbewegung dreht man die Hände nach innen und atmet dabei aus. Bitte führen Sie diesen Yin- Teil der Bewegung langsam aus. Beide Teile werden stets nacheinander ausgeführt. Mit mehr Übung wird es gelingen, die Handgelenke durch die Atmung zu führen. Dabei sollen sich die Sehnen bis hin zur Schulter anspannen. Die Übung wird kräftig ausgeführt, um das Qi kraftvoll durch die Schleuse des Handgelenks und zu den Fingern fließen zu lassen. Gelingt dies, ist es auch eine ausgezeichnete *Anti -Aging* Übung sowie eine hervorragende Vorbeugung gegen arthritische bzw. rheumatische Prozesse in Händen und Handgelenken; zugleich hilft die Übung, einen schon begonnen habenden derartigen Prozess zu verlangsamen oder gar zu stoppen.

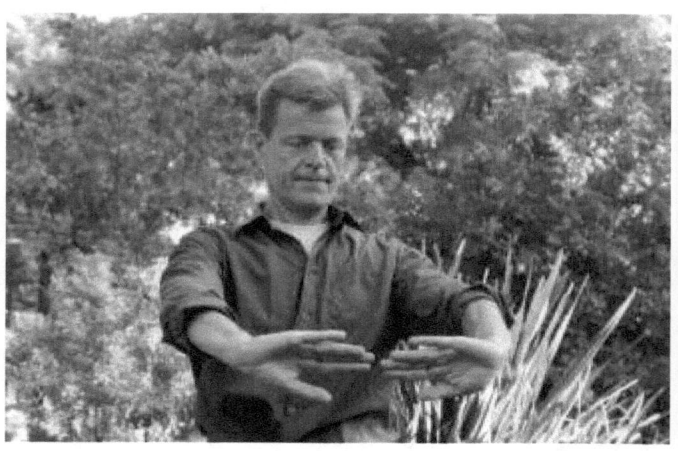

Für Fortgeschrittene zusätzlich

Wenn Sie vollständig ausgeatmet haben, lassen Sie einmal die Hand nach innen gewendet in dieser Haltung stehen. Bleiben Sie eine Weile lang ausgeatmet, spüren Sie den Zug der Sehnen im Arm bis hoch zur Schulter. Das stärkt besonders Ihre Lunge, deren Meridian (= Qi-Leitbahn) dort wichtige Akupunkturpunkte hat, und hilft dem Schultergelenk, sich zu kräftigen. Bitte beachten Sie: Dieser Einsatz der Atmung ist wirklich nur für weiter Fortgeschrittene geeignet, die schon besser mit dem Qi umgehen können.

6. Die Fingergelenke kneten

Diese Übung sieht aus, als ob man Brotteig knetet oder Klavier spielt. Sie ist exzellent zur Vorbeugung gegen Arthrose. Viele und besonders ältere Teilnehmer meiner Kurse berichten, dass besonders diese Übung, zusammen mit dem weiter unten erläuterten „Reiben der Fingergelenke", geholfen haben, schon bestehende arthritische bzw. rheumatische Zustände zu stoppen bzw. z.T. sogar umzukehren.

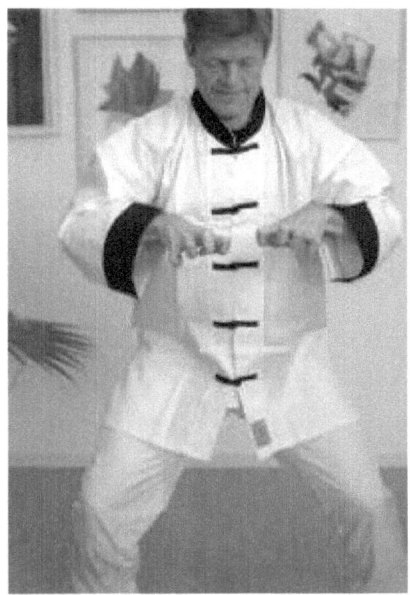

Zunächst werden die Finger in einer möglichst kräftigen knetenden Bewegung nach links und nach rechts bewegt. Nehmen Sie sich Zeit dafür. Atmen Sie langsam und bewusst ein und aus. Ich weiß, dass diese Übung am Anfang schmerzhaft sein kann, gerade wenn man älter ist bzw. die Fingergelenke sich schon teilweise versteift haben. Doch gerade dieses Arbeiten mit und an unseren Extremitäten ist sehr gut für unsere Gesundheit!

Fortgeschrittene Variante

Sie können diese Art von Übung ja mal mit den Zehen versuchen! Denn genau wie ein Baum altern auch wir als erstes an unseren am weitesten vom Herz entfernten Stellen, d.h. Händen und Füßen. Erste Kennzeichen solcher Alterungsprozesse können sein: ständig kalte Füße/Hände sowie die sog. Altersflecken auf den Händen. Seien Sie hierbei auch bitte nicht zu zaghaft mit sich selbst. Sollten die Gelenke etwas knacken beim Üben, ist das durchaus ein Zeichen für Lebendigkeit, man sagt ja schließlich auch „knackfrischer Salat".

Fortgeschrittene zusätzlich: Oberkörper wenden

Führen Sie die Übung zusammen mit einer Wendung des Oberkörpers durch. D.h., während Sie die Finger ähnlich wie beim Teig kneten zusammendrücken, drehen Sie den Oberkörper auf der fest gestellten Hüfte. Das erhöht die Elastizität Ihres Körpers, stärkt die kleinen Muskeln rund um Ihre Bandscheiben und unterstützt den Qi-Fluss in der Mitte des Körpers. Dabei wird ausgeatmet, während sich der Oberkörper zur Seite wendet.

Noch weiter Fortgeschrittene

Drehen Sie Ihren Oberkörper bis zu 180° um seine eigene Achse, d.h. schauen Sie bei der Wendung hinter sich! Drücken Sie dabei zusätzlich das Becken in die der Drehung entgegengesetzte Seite. Z.B., während Sie den Oberkörper nach links wenden, drücken Sie die Hüfte nach rechts. Auf diese Weise erhöht sich die Dehnung um die Wirbelsäule. Das führt zu einer In-sich-Wendung (wie beim Handtuch auswringen) des Oberkörpers, was die Muskulatur um die Bandscheiben herum kräftigt und diese so schützt.

Außerdem können Sie damit beginnen, zugleich mit den Fingergelenken auch die Handgelenke in einer schraubenden Bewegung zu drehen. Achtung bitte: Das ist SEHR anstrengend! Allerdings werden Sie auch bald die Vorzüge spüren: In dieser Form erzeugt die Übung nämlich große Kraft und stärkt außerdem Herz und Kreislauf.

7. Kleine Tiger schärfen ihre Krallen

Die „Kleinen Tiger" sind, was das Atmen anbelangt, etwas un-
gewöhnlich: Während Sie eingangs dieser Übung leicht in die
Hocke gehen, atmen Sie ein. „Nach unten" gehört zum Yin -
Prinzip, wonach man normalerweise ausatmen würde. Hier
jedoch folgt die Atmung dem Prinzip „Ausatmen bei Anstrengung". Die Hände werden ausgestreckt und locker vor den
Körper gehalten und senken sich nicht ganz bis zum Boden.

Verlagern Sie Ihr Gewicht jeweils zu der Seite, zu der Sie sich
nicht herunterbeugen. Dadurch bleibt Ihr Rücken gerade, was
anatomisch wichtig ist! Beugen Sie sich auch nicht nach vorn,
denn dies belastet den unteren Rücken beim Sich-wieder-auf-
richten und kann die Wirbel beschädigen. Senken Sie vielmehr den Körper (anfangs ganz leicht) ab, indem Sie das Gewicht auf die andere Seite verlagern und leicht in die Knie
gehen (vgl. nachstehendes Foto).

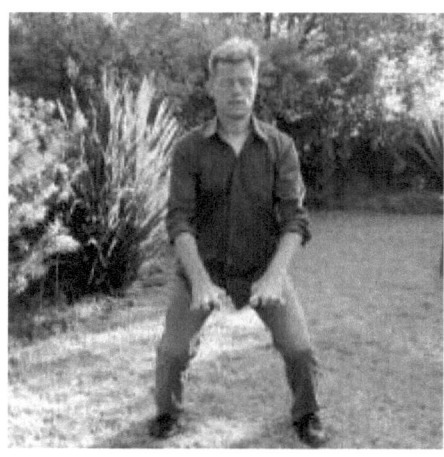

Dabei formen Sie Ihre Finger zu Krallen und richten sich sogleich wieder auf. Dies ist *eine einzige fließende Bewegung* ohne Pause, beim Aufrichten atmen Sie aus. Die Hände werden neben dem Körper abgesenkt, dann werden die Finger nach innen gedreht. Es tut vielleicht anfangs etwas weh. Man spürt zunächst eine Schwere in Ellenbogen und Schulter.

Lassen Sie beide Arme stets mit gebeugten Ellbogen locker und nicht direkt am Körper. Das Qi fließt viel besser als bei durchgestreckten Armen. Sobald Sie die Krallen geformt haben, richten Sie sich wieder auf und ziehen mit dem Ausatmen kräftig ein imaginäres Gewicht nach oben. Etwas über Beckenhöhe werden die Hände wieder geöffnet.

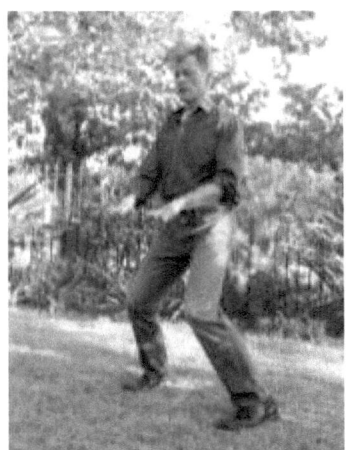

Empfehlenswert sind nach vorn und zur Seite jeweils 2-3 Wiederholungen. Achten Sie dabei auch darauf, die Handgelenke gerade zu halten, sonst geht dort Qi verloren.

Vertiefung durch *inneres* Qi Gong

Im Qi Gong arbeitet man als fortgeschritten Übender unter Zuhilfenahme der inneren Vorstellung/Imagination. Ein gutes Beispiel ist eben diese Übung „Kleine Tiger schärfen die Krallen", bei der wir uns vorstellen können, dass an den Krallen, während Sie sich wiederaufrichten, zusätzliche schwere Gewichte bzw. die Beute hängen. Dies geschieht beim Ausatmen, denn in diesem Bewegungsteil liegt die Anstrengung!

Sobald Ihr Körper weicher und elastischer geworden ist, kann es sich sogar so anfühlen, als ob Sie wirklich wie ein Tiger zum Sprung ansetzen. In einer traditionellen Martial Arts Form des Qi Gong, dem „Da Lin Qi Gang" ist es dann ein ausdrückliches Ziel, die Haltungen verschiedener Tiere wie Adler oder Tiger nachzuahmen, um in deren Kraft zu gelangen.

Es gibt im Qi Gong sogar einige Formen, welche allein mit der inneren Vorstellung arbeiten, dies nennt man „Nei-Gong".

Zusätzliches Dehnen der Finger

Folgende Variante bietet sich für weiter fortgeschrittene Übende an. Mit mehr Übung können die Finger dann nämlich sogar leicht nach oben überdehnt werden, so dass die Fingerkuppen das Fingerinnere berühren – auch der Daumen - das trainiert die Sehnen der Finger und ist somit pures Anti - Aging. Denn wie mittlerweile aus der Altersforschung bekannt ist, schwindet unsere Muskelmasse mit den Jahren unaufhörlich, nämlich etwa 6% alle 10 Jahre. Das Qi jedoch fließt nicht über die Muskeln, sondern durch die Sehnen! Daher kann Qi Gong so hilfreich gerade auch für ältere Menschen sein! Das ist eines der alten *Geheimnisse* bzw. Erkenntnisse des Qi Gong.

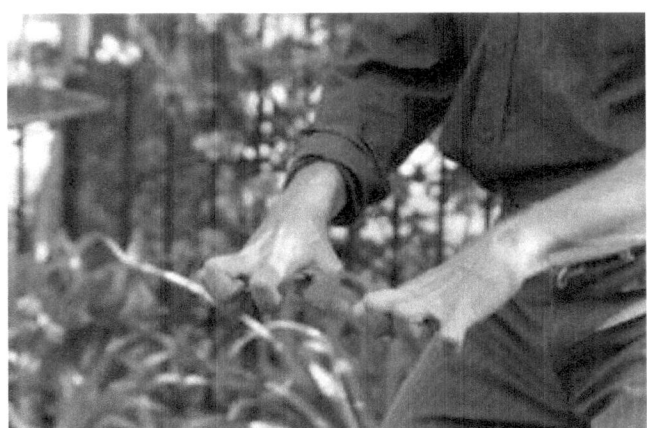

8. Arme und Hände strecken

Lassen Sie nach dem abschließenden Ziehen des kleinen Tigers Ihre Arme neben den Körper sinken und atmen dabei aus. Dann heben Sie die Hände vor den Oberkörper mit der Handfläche nach vorne. Spannen Sie die Muskulatur im ganzen Körper an, und zwar bis in die Füße. Schieben Sie die Hände aus der waagerechten Position von sich weg. Anfangs genügen 3 Wiederholungen. Atmen Sie ein, wenn Sie die Hände wieder in die Ausgangsstellung zurückführen. Dabei werden die Muskeln entspannt. Atmung und Muskelanspannung bilden eine Einheit. Atmen Sie langsam, denn „Harmonie zwischen Atem und Bewegung vereinigt Körper und Geist". Letzteres ist das wahre, weit über den sportlichen Aspekt hinausreichende Ziel des Qi Gong.

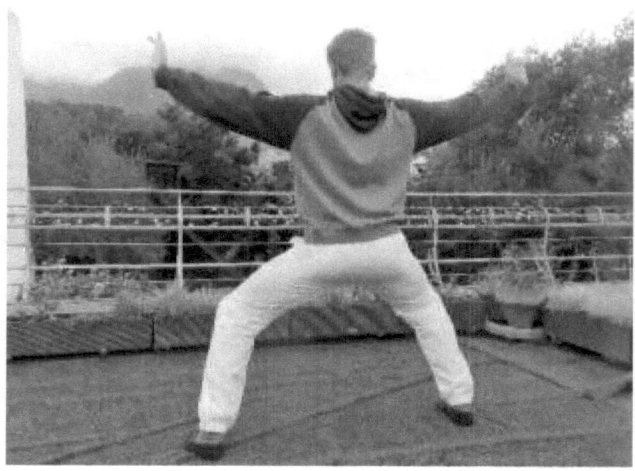

Nach 2-3 Wiederholungen werden dann die Arme und Hände mit leicht gebeugtem Ellenbogen nacheinander in alle Richtungen gedrückt, wobei Sie jeweils die Muskulatur voll anspannen. Zuerst nach vorn, dann nach unten, dann zur Seite und schließlich über den Kopf (vgl. Foto oben).

Fortgeschrittene Variante

Falls Sie schon mehr Erfahrung haben, können Sie folgende Variante einfügen: Beim Strecken der Arme in alle vier Richtungen beugen Sie die Knie stärker, besonders, wenn Sie den Berg seitlich wegdrücken. Dabei öffnen sich die Schleusen in den Gelenken ganz weit und viel Qi fließt durch den Körper, besonders durch Arme und Beine. Daher diese Form bitte vorsichtig ausführen, denn sie ist doch schon ziemlich anstrengend!

Übungsname und innere Vorstellung

Spannen Sie Ihre Muskulatur nicht erst während der Bewegung an, z.B. dem Drücken der Hände nach unten, sondern spannen Sie die Muskulatur bereits *vor* dem Beginn der jeweiligen Übung an! Und lassen Sie bitte nicht lediglich die Hände z.B. nach oben „gleiten", sondern strengen Sie sich wirklich dabei an. Drücken Sie die Ellenbogen nicht durch.

Die Übungen heißen so, weil man empfiehlt, die Bewegung bzw. deren Intensität durch Imagination zu verstärken. Ein Hindernis, z.B. einen Gegner, nach vorne wegdrücken; den „Berg seitlich wegschieben". Durch die Verbindung von Atmung, innerem Bild und Bewegung kann man große Kraft, d.h. großes Qi im Körper erzeugen.

Abschließend wird dann, je nach Präferenz, „zum Himmel gedrückt" bzw. der „schwere Wok nach oben gestemmt". Dazu legen Sie Ihre Handrücken mit dem Einatmen auf die Schultern, spannen Ihre Körpermuskulatur an, um dann die Hände - mit den Handflächen voran - mit dem Ausatmen gen Himmel zu strecken. Dehnen Sie dabei den Körper. Am besten legen Sie beim Einatmen den Nacken etwas nach hinten und ziehen sich mit den Füßen *in* die Erde. Gerade diese Übungen sind sehr anstrengend, wenn sie korrekt ausgeführt werden. Am Anfang also bitte nicht übertreiben.

9. Fäuste ballen (握拳) und den Körper in einen Berg verwandeln

Diese Übung wird mit regelmäßigem Atmen ausgeführt. Bitte denken Sie daran, den Atem NIEMALS während der gesamten Sequenz anzuhalten; ich betone das, weil es den meisten Anfängern vor allem bei den kürzeren Übungen immer wieder passiert.

Nach dem abschließenden Drücken - „des Himmels" - mit den Armen nach oben führen Sie die Hände neben das Becken und ballen sie dort zu Fäusten. Entspannen Sie den gesamten Körper und legen Sie Ihre Kraft nun allein in die Fäuste, die Sie beide gleichzeitig abwechselnd ballen und wieder entspannen. Ballen sie die Fäuste mehrmals und führen Sie dabei Ihre Arme in einem Bogen vor dem Körper.

Man kann die Übung auf zweierlei Weise ausführen: Entweder ballt man die Fäuste relativ schnell und nicht ganz so fest zusammen, oder man betont die Anspannung und führt die Bewegung des Zusammenballens langsam und intensiv aus. Bitte ca. 8-10 Wiederholungen, bzw. wenn Sie die schnellere Variante wählen 3-4 Wiederholungen, wenn Sie die intensive Variante verwenden; aber kombinieren Sie die beiden nicht während einer Sequenz.

Die langsame Ausführung wird im Kampfsport Qi Gong gerne als Aufwärmübung verwendet, sie erzeugt ein hohes Qi, an welches man jedoch gewöhnt sein muss. Nun kommen wir zur maximalen Kraftanstrengung der gesamten Sequenz, nämlich dem „Verwandeln des Körpers in einen Berg" (vgl. nachstehendes Foto).

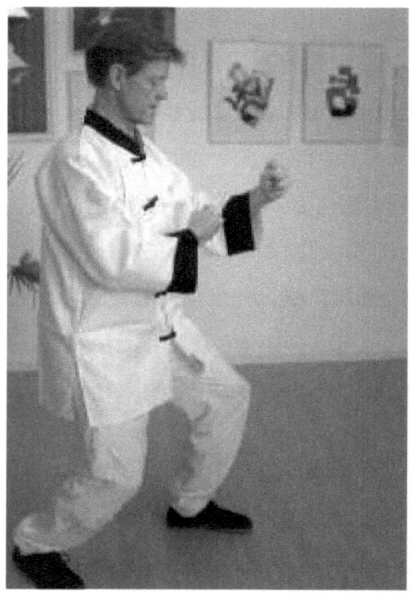

Mit dem abschließenden Ballen der Fäuste etwa auf Schulter-höhe (es geht auch gestreckt über dem Kopf, das ist jedoch sehr anstrengend) machen Sie einen Schulterbreiten Schritt zur linken Seite. In dieser Haltung spannen Sie nun Ihre ge-samte Muskulatur, und zwar möglichst inklusive der Gesichts-muskulatur, also von der Hand bis zu den Füßen, so kräftig wie möglich an = Verwandlung in einen Berg.

Bitte halten Sie dabei nicht die Luft an, sondern atmen Sie in dieser angespannten Haltung normal weiter, mit einer leichten Hebung der Bauchdecke beim Ein- und Senken der Bachdecke beim Ausatmen. Das ist sehr gut für Ihre Gesundheit. Denn diese Form der Atmung massiert Ihre Organe von innen her. Zur Erhaltung der Gesundheit ist es wichtig, ab und an alle seine Kräfte einzusetzen. Nur so erinnert sich der Körper an die eigene Jugend bzw. Kindheit. Dies ist eine der „9 Juwelen des Ewigen Lebens". Die Übung ist sehr anstrengend und soll das auch sein. Halten Sie die Muskulatur komplett angespannt so lange Sie können. Am Anfang werden das kaum 5 Sekunden sein, steigern Sie bitte je nach Wohlbefinden diese Zeit bis auf 20 Sekunden. Aber gehen Sie es langsam an.

10. Wippen auf den Zehenspitzen

Lösen wir nun die Anspannung (= Yang) im gesamten Körper. Nach der Übung mit der höchsten Anstrengung in der gesamten Sequenz folgt nun die am meisten entspannte (= Yin) Übung. Dennoch ist auch das *entspannte Wippen auf den Zehen* durchaus anspruchsvoll, besonders für den Anfänger. TeilnehmerInnen meiner Kurse sagen, dass die Übung vor allem die Waden beanspruche. Falls man also dort Schmerzen verspüren sollte, lässt sich diese Übung auch flach auf der Erde stehend ausführen.

Durch das Wippen wollen wir den Körper komplett „nach-ent-spannen". Man geht auf die Zehen und wippt einfach locker auf und ab, ganz entspannt, ohne Anstrengung. Am besten denkt man nur an den regelmäßigen Atem und wird innerlich ganz still. Spüren Sie in sich hinein, wo das Qi zirkuliert. Vor allem nach der vorangegangenen Übung soll sich dabei auch Ihre Atmung wieder vollständig beruhigen.

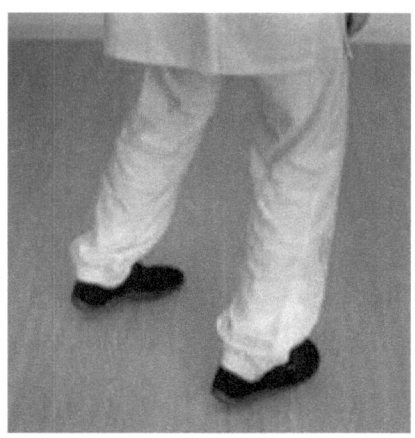

Es kommt hier darauf an, Gelenke und Muskulatur so weit wie möglich zu entspannen. Vor allem lässt man am besten Bauch einfach hängen. Der gesamte Körper soll erfahren, wie es sich anfühlt, nach der Anspannung wieder zu entspannen. Nur so kann das erzeugte Qi frei im Körper zirkulieren. Das fördert die Gesundheit enorm. Ein wohlgemeinter Rat: Diese „Übung" ist ja im westlichen Sinne nicht so sehr Übung, weil nichts geschieht, *jedenfalls nichts Anstrengendes* – was uns zum Thema Yin und Yang zu sagen.

Yang bedeutet u.a. Bewegung, Aktivität. Yin bedeutet dem-gegenüber u.a. Ruhe, Gelassenheit, Ausatmen und Entspannen. Nun ist es aber so, dass der westliche Mensch ausruht, *weil* er sich bewegt bzw. sich angestrengt hat, der westliche Verstand ruht daher immer *von* einer Anspannung aus. Dass daneben sein Geist weiter aktiv tätig ist, tagaus, tagein, sei nur am Rande bemerkt.

Doch die Philosophie des Qi Gong lehrt uns, dass wir aus beidem bestehen. Und dieses Grundprinzip finden wir auch in dieser Sequenz von Übungen. Diese hier ist Entspannung, sie ist aber nicht eingebaut, um zu ruhen, sondern sie ist *Teil* des Gesamtablaufs.

Es ist dies eine der 9 Juwelen, der 9 Geheimnisse, die mich Meister Fung Jao I lehrte: Wenn Du arbeitest (Dich bewegst, aktiv bist, übst), dann spüre wie das Yin zugleich in Dir erwacht, und wenn Du ruhst, also vorwiegend im Zustand des Yin bist, wie z.B. beim „Stehen wie ein Berg", dann spüre das Yang in Dir erwachen". Daher basieren übrigens eine ganze Reihe von Kampf-Techniken auf „Ruhe". Selbst der Volksmund im Westen sagt „in der Ruhe liegt die Kraft". Behalten Sie das am besten im Mitbewusstsein, während Sie innerhalb der Übungen auch entspannende Teile haben. Diese sind gleichrangig mit den härteren Übungen und genauso wichtig, selbst im Rahmen eines kurzen 12-minütigen Programms. Sollten Sie also einmal weniger Zeit zur Verfügung haben und einige Übungen auslassen müssen, dann wählen Sie NICHT diese hier oder eine der Entspannungs-Phasen, zumindest nicht deshalb, weil Sie glauben, dass sie nicht so wichtig sei.

In dieser Haltung werden die bis hierhin schon bearbeiteten Gelenke noch einmal nach-entspannt. Man beginnt mit einem leichten Schütteln des Nackens, dann der Schulter, gefolgt von den Ellenbogen, den Hand- und schließlich den Fingergelenken. Dieses bewusste Nach-Entspannen dient dazu, den Qi-Fluss durch die Gelenke noch weiter zu verbessern. Dauer: ca. 15 Sekunden.

11. Vereine das Qi von Erde und Himmel im Herzen

Aus dem Wippen senken Sie nun bitte Ihr Gewicht ab und stehen wieder im Grundstand. Aus dieser Position führen Sie die Hände Richtung Erde, atmen dabei aus und beugen leicht die Knie. Bitte gehen Sie dabei nur soweit es Ihnen möglich bzw. angenehm ist in die Hocke. Dann führen Sie beide Hände in einer kreisförmigen Bewegung am Boden (= das Qi der Erde mit den Händen sammeln). Anschließend klappen Sie die Handflächen nach oben und richten sich wieder auf; dabei, soweit es Ihnen möglich ist, gehen Sie bitte auf die Zehenspitzen, vgl. nachstehendes Foto.

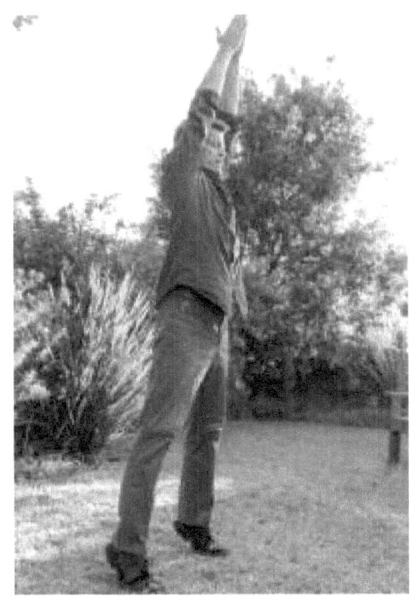

Dabei werden Arme und Hände mit dem Einatmen in einem großen Bogen über den Kopf geführt (= das Qi des Himmels aufnehmen), und anschließend vor das Herz gesenkt (vgl. Foto oben rechts. Wer (noch) nicht gut auf den Zehenspitzen stehen kann, bleibt einfach auf dem flachen Fuß stehen.

Die Übung heißt auch: „Erde und Himmel in der eigenen Mitte vereinen". Im Qi Gong sehen wir das Dan Tien als physisches und spirituelles Zentrum an, von wo aus Körper und Geist mit Kraft versorgt werden. Jedenfalls führt diese Vereinigung von Kraft und Konzentration in der eigenen Mitte zu einem sehr guten, ruhigen Stand; und *der* ist wirklich gesund.

Man nennt die Handhaltung „leere Faust", weil keine Anspannung in den Händen ist, das Zusammenführen der Fäuste dient allein dem Abfedern des Drucks aus den Schultern. Die Finger werden leicht zum Körper gebeugt, um Qi in das Herzzentrum (sog. Herz-Chakra bzw. „oberes Dan Tien") zu leiten, was die menschliche Wärme und Mitgefühl in uns mehrt.

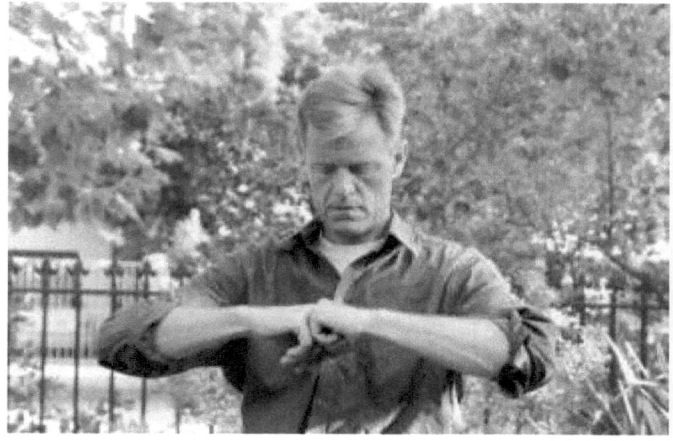

Fortgeschrittene Ausführung dieser Übung

Fortgeschrittene können hier eine spezielle Atemtechnik verwenden, nämlich die Steißbein-(Ein) Atmung. Atem und Qi werden die Wirbelsäule entlang nach oben zum Nacken (bzw. später sogar bis zum sog. Dritten Auge) geführt und auf der Vorderseite des Körpers beim Ausatmen wieder gesenkt, und zwar bis in das sog. „mittlere Dan-Tien", welches sich ca. zwei fingerbreit unterhalb Ihres Bauchnabels befindet. Wenn Sie weiter fortgeschritten sind, werden Sie das Qi in dieser Unterbauchregion als Wärme oder Kribbeln wahrnehmen können. Dabei ist der Nacken leicht gesenkt. Als Anfänger gelingt es meist nur, das Qi bis zum Nacken hochzuziehen, es durch die Schilddrüse nach vorne und mit dem Ausatmen vorne am Körper wieder bis zum Dan Tien abzusenken.

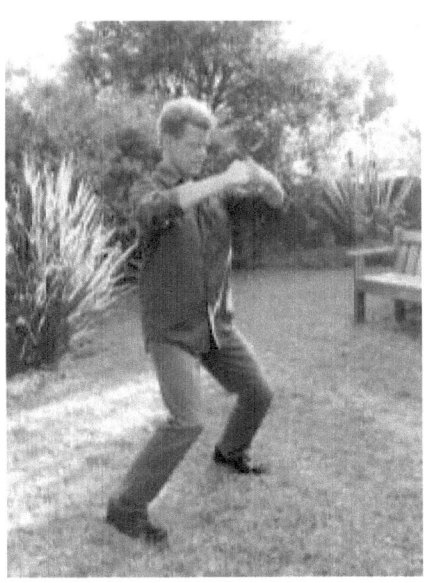

Dieser Übungsteil stammt wahrscheinlich aus einer Zeit, als Yoga und Qi Gong noch eines waren. Stehen Sie einige Augenblicke mit leicht gesenktem Blick und spüren Sie die Wärme, die Ihren Nacken und vor allem Ihren Atlaswirbel entlang strömt. Der Körper kommt weiter zur Ruhe, während wir 3-4 Wiederholungen ausführen - dies gilt zu Recht als weitere Ruhe -*Übung* bzw. *Entspannungs* -Phase.

12. Die Gelenke „waschen"

Die 9 Schleusen fördern besonders die Gesundheit der Gelenke, so auch das sog. *Waschen* der Gelenke. Waschen meint
hier ein *Nach- Reiben*, um die Gelenke noch durchlässiger für
das Qi zu machen und alle verbliebenen Hindernisse (Ablage-
rungen) herauszuwaschen. Lockern Sie den Körper kurz und
reiben die Hände kräftig gegeneinander. Mit gewärmten Händen reiben Sie einige Male kräftig über Nacken und Schultern.
Die rechte Hand reibt jeweils die Gelenke auf der linken Seite
des Körpers, die linke Hand die auf der rechen Seite. Den
Nacken reibe ich persönlich gerne abwechselnd mit beiden
Händen. Reiben Sie zwischendurch immer mal wieder Ihre
Hände gegeneinander, falls die Wärmewirkung nachlässt.

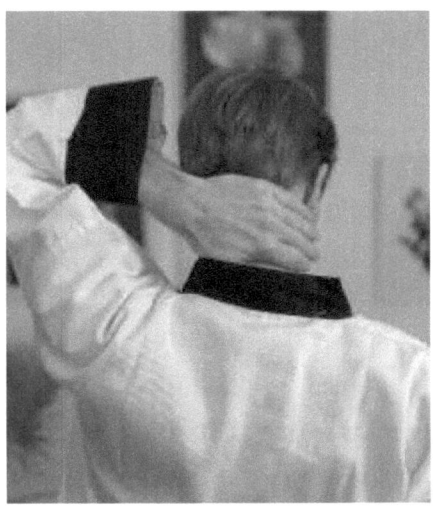

Gehen Sie von Gelenk zu Gelenk weiter nach unten. Nach den Schultern reibt man die Ellenbogen in beide Richtungen, dann die Hand- und schließlich die Fingergelenke. Vgl. auf meiner Webseite den Artikel zu speziellen Übungen, die bei Arthritis, Arthrose/Gicht in Fingern und Händen helfen. Reiben und kneten Sie die Fingergelenke etwas gründlicher und länger, sollten Sie dort Schmerzen haben bzw. eine Gliedersteifheit verspüren. Bitte fügen Sie sich keine Schmerzen zu, sondern vertrauen Sie auf die Wirkungen des fließenden Qi.

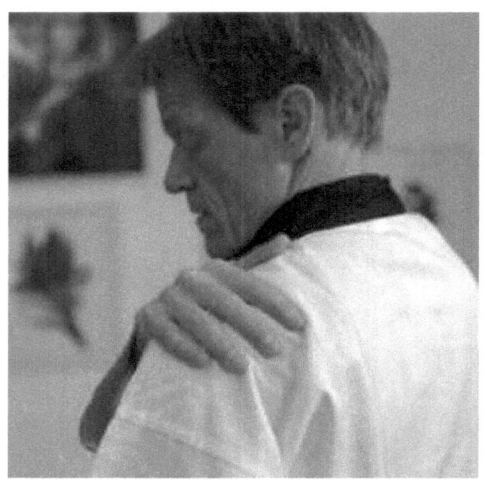

Zu Anzahl und Härte der Wiederholungen: Jede*r von uns, auch ich, hat ab einem gewissen Alter so seine Wehwehchen, manches läuft weniger rund. Oft sind z.B. eine Hand/Arm weniger gelenkig/kräftig. Mit den Schleusen -Übungen können wir dies ausgleichen, ohne besonders viele oder harte Wiederholungen machen zu müssen.

Angleichung der Stärke der Gelenke

Wenn Ihre linke Hand schwächer ist, dann führen Sie während der Übungen „Faust ballen" einfach zwei bis drei zusätzliche Wiederholungen mit der linken Faust aus. Oder Ihre rechte Schulter schmerzt, dann reiben Sie diese Schulter einfach etwas länger als alle Ihre anderen Gelenke. Qi geht immer dahin, wo unsere Aufmerksamkeit es hinlenkt. Widmen Sie sich auch nur 3 Minuten täglich Ihrem Nacken, z.B. durch Reiben, so werden sich Ihre Schmerzen lindern, weil das Qi dort stärker wird. Das geht allerdings nicht in zwei oder drei Tagen, sondern es ist ein Prozess.

Überhaupt ist Gesundheit ein *Prozess*, der auch eine gewisse Regelmäßigkeit erfordert. Wir richten unsere Aufmerksamkeit täglich auf die Übungen, die unsere Gesundheit fördern, und wir spüren, wie wir täglich ein Stücken gesünder werden. Jede noch so lange Reise beginnt mit einem ersten Schritt. Ich weiß aus meiner Arbeit als Heiler wie frustrierend es ist, wenn man dauernd Schmerzen oder Kummer hat. Bewahren Sie bitte immer die Hoffnung! Mit diesen Übungen nähren Sie so gesehen auch ein Stück weit Ihre Hoffnung UND eine gesündere Realität in Ihrem Bewusstsein.

Nach den Fingergelenken reiben Sie bitte die Handflächen nochmals aneinander. Spüren Sie die schöne Wärme, die dort entsteht. Das ist so wohltuend, nicht nur an kalten Wintertagen. Dehnen Sie bitte auch die Hände zwischendurch immer ein wenig.

Abschließend wollen wir das Nieren Qi nähren. Dazu führen Sie die gewärmten Hände nach hinten auf den Rücken und legen sie auf die Nieren. Verweilen Sie einige Augenblicke dort, dann reiben Sie sanft über Ihre Nieren, in beide Richtungen 3-4 Mal. So werden Qi und Wärme in dieses wichtige Organpaar geleitet, was langfristig sehr gut für unsere Gesundheit ist. Denn in den Nieren ist nach der asiatischen Medizin das Lebens-Qi gespeichert, das sog. „Jing". Es tut gut, das ab und an zu aktivieren und dabei zugleich die Wärme im Körper zu regulieren.

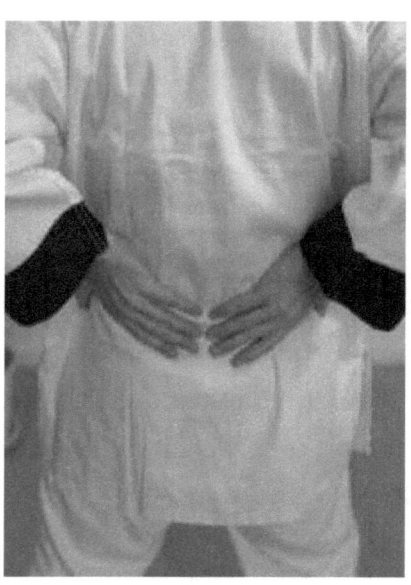

13. Oberkörper kreisen (遶腰)

Bei dieser etwas umfangreicheren Übungsgruppe geht es aus der Sicht des authentischen traditionellen Qi Gong um die Hüfte als Mittel -Gelenk und somit Mittel – Achse des gesamten Körpers. Gestärkt werden sollen also primär Beweglichkeit und Durchlässigkeit der Körpermitte, welche von großer Bedeutung für einen gesunden Körper insgesamt ist. In der Praxis lässt sich nämlich oft beobachten, dass einseitige Gelenkprobleme meist in dem jeweiligen Gelenk ihren Ursprung haben. Wenn demgegenüber jemand beispielsweise an beiden Ellenbogen Gelenken Schmerzen hat, liegt dies meist an einer energetisch blockierten Körpermitte. Insofern unterstützen die nachfolgenden Übungen den gesamten Körper und seine Selbstheilungskräfte.

(1) Den Oberkörper vor- und zurückbeugen

Lassen Sie die Hände von der vorherigen Übung her flach auf dem Rücken liegen und benutzen Sie die Hände während des Rückwärtsbeugens als Stützen. Noch im Stand atmen Sie tief ein. Dann beugen Sie Ihren Oberkörper langsam nach hinten (bitte vor allem am Anfang nicht übertreiben!), nicht zu tief, gerade so wie Sie sich wohl fühlen. Atmen Sie dabei weiter langsam und tief in den Bauch/Zwerchfell, also in Ihre Mitte ein. Alles Qi fließt zunächst durch die Mitte und sammelt sich dort. Dieser Ort wird als „mittleres Dan Tien" bezeichnet.

Dann beugen Sie sich mit dem Ausatmen langsam vornüber. Dabei ruhen Ihre Hände bitte als Stütze fest auf den Oberschenkeln. Ich weiß, das sieht vor allem für Jüngere so aus als sei man im Altenheim. Es ist jedoch anatomisch eine sehr nützliche Vorbeugung gegen Rückenschäden.

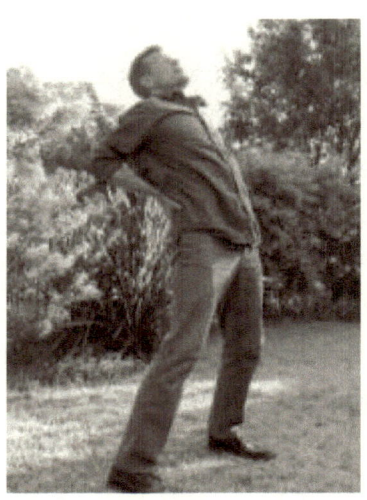

Atmen Sie vollständig aus und entspannen Sie den Oberkörper so weit wie möglich. Dann drücken Sie sich auf den Oberarmen wieder nach oben, atmen erneut ein und beugen sich wieder zurück. Bitte reißen Sie sich auf keinen Fall mit Kraft aus dem unteren Rücken hoch, selbst wenn Sie das (noch) mühelos können. Stützen Sie sich auf Ihren Armen ab und lassen Sie den Rücken vollkommen entspannt. Führen Sie diese Übung 2-3 Mal (jeweils nach vorne *und* nach hinten)

aus. Mit der Zeit kräftigt sich Ihr Oberkörper und Ihre Atemzüge werden tiefer und tiefer in den Körper hineinwirken. Außerdem verbessert sich die Elastizität des Körpers enorm.

Beugen Sie also den Oberkörper nach vorn und atmen dabei aus. Dann kehren Sie zurück in die Grundhaltung und atmen ein. Beugen Sie sich zurück, atmen Sie dabei weiter ein. Führen Sie den Körper sanft, drücken Sie nicht, respektieren Sie Ihre Grenzen, federn Sie bitte *nie* nach. Letzteres gilt übrigens für alle Bewegungen im Qi Gong, denn es geht immer um das bewusste Führen.

(2) Den Oberkörper seitlich neigen

Diese Übung wird auch als sog. „Yin-Yang -Rad" bezeichnet. Richten Sie sich nach dem abschließenden Ausatmen und Vornüberbeugen wieder auf. Dann atmen Sie bitte im geraden Stand tief ein. Die Beine sind dabei wie stets im einfachen Grundstand locker, die Knie leicht gebeugt. Das Gewicht ist gleichmäßig verteilt. So überprüfen Sie auch leicht, ob Ihr Stand korrekt ist: Ihr Körpergewicht soll mittig ruhen, und im Fuß zu gleichen Teilen auf der großen Zehe, der kleinen Zehe sowie der Ferse lasten. Man bezeichnet dies auch als 3-Punkte-Stand.

Heben Sie bitte mit dem Einatmen den rechten Arm, so dass er gen Himmel gestreckt ist. Am besten (aber meist erst Fortgeschrittenem möglich) drückt Ihr Oberarmmuskel gegen Ihr

Ohr. Dann erst neigen Sie den Oberkörper mit dem Ausatmen nach links. Nur ein Zug! Bitte *nicht nachfedern*! Bitte versuchen Sie auch nicht, sich besonders tief zu beugen. Das kommt mit der Zeit ohnehin von ganz allein. Für den Moment genügt es, durch das Einatmen in der Mitte des Körpers Qi zu sammeln. Alles Qi, bevor es sich im Körper, z.B. zu den Sie schmerzenden Stellen verteilt, geht erst durch die Körpermitte. Daher wollen Sie im Qi Gong auch stets die Mitte zumindest mit-stärken.

Um den Qi-Prozess zu unterstützen, formen Sie vor dem Neigen des Oberkörpers mit der anderen (also zunächst der rechten) Hand eine Schale unterhalb des Dan Tien. Ihre Handflächen zeigen dabei nach oben. Auch anatomisch ist diese Schale förderlich, denn durch diese Haltung wird der Oberkörper zusätzlich abgestützt.

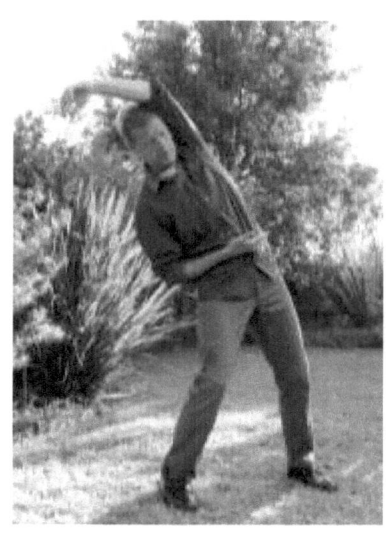

Mit dem folgenden Einatmen richten Sie den Oberkörper wieder auf und wechseln die Arme, d.h. jetzt geht der rechte Arm nach oben mit dem Bizeps möglichst ans Ohr gedrückt, denn das Ohr gehört ebenso wie Ihre Nieren, die in der Übung zuvor gekräftigt wurden, zum Element Wasser. Daher können Sie dieses Element durch das Aufeinanderfolgen der beiden Übungen besonders gut kräftigen, was u.a. gut für Zähne und Knochen ist. Dabei liegt nun die andere Hand mit der Handfläche nach oben etwa 2 Finger breit unterhalb des Bauchnabels am Körper.

Wechseln Sie ca. 2-3 Mal in jede Richtung ab. Diese Übung ist sehr hilfreich für Flexibilität und Kraft, sie symbolisiert das yin-yang Zeichen, weshalb man sie auch das „Yin-Yang-Rad" nennt. Atmen Sie dabei bewusst, langsam und gleichmäßig. Atme tief aus und leere Deine Gedanken dabei.

(3) Kreisen um die eigene Achse

Aus dem abschließenden Beugen des Oberkörpers nach links gelangt man sanft in das Kreisen um die eigene Achse. Dabei wird der Oberkörper zunächst im Uhr-, dann gegen den Uhrzeigersinn um sich selbst gedreht. Die Hüfte wird dabei festgestellt und soweit möglich *nicht mitgedreht*. Je nach Kondition und Beweglichkeit können Sie die Größe der Kreise erweitern. Tun Sie dies bitte besonders vorsichtig, denn bei dieser Übung verschieben Sie die gesamte Mittelachse Ihres Körpers. Zur Unterstützung empfiehlt sich daher, beim Nach-hinten-Neigen des Körpers (= Einatmen) die Hände stützend auf

die Nieren bzw. sie beim Sich-nach-vorne-Neigen (= Ausatmen) stützend auf die Oberschenkel zu legen, bzw. sich auch
von dort aus mit der Muskelkraft der Arme wieder hochzudrü-
cken.

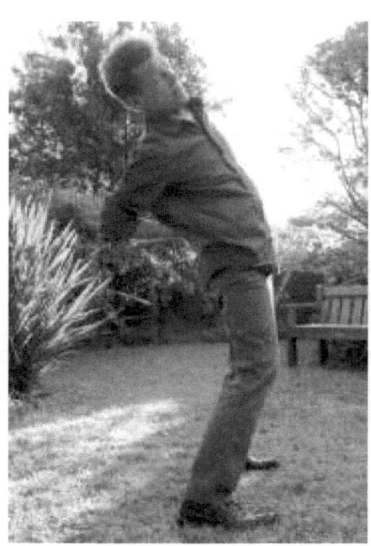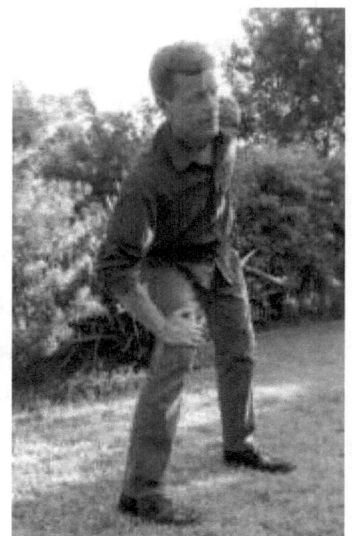

Drehen Sie 2-3 Mal im Uhrzeigersinn, dann bleiben Sie nach
vorn gebeugt und fügen eine weitere Entspannungs-Phase
ein: Ca. 5 Sekunden lang verbleibt man in dieser stillen Position. Dabei kreist das Qi ohne unser Zutun weiter, was man
hierbei besonders gut spüren kann. Der Oberkörper ruht auf
der Muskelkraft der Arme, die Ellenbogen ruhen auf den
Oberschenkeln. Dann kreisen Sie den Oberkörper in die Ge-
genrichtung.

Für Fortgeschrittene zusätzlich

Fortgeschrittene können die Hüfte beim Kreisen zusätzlich *gegen* die jeweilige Bewegungsrichtung des Körpers drücken, also genau anders als z.B. bei einer tanzenden Bewegung mit dem Hula-Hup-Reifen. Von außen sieht das dann so aus, als sei die Hüfte „fest gestellt". Sie können sehr gut dabei spüren, dass Sie so die gesamte Muskulatur in der Mitte Ihres Körpers kräftigen. Auch das trägt zu einem gesunden Rücken bei, denn letztlich müssen Skelett und Wirbelsäule geschützt und von der darum liegenden Muskulatur getragen werden. Muskeltraining ist also insoweit kein Selbstzweck, sondern ein anatomisches Muss und hilft u.a. Bandscheibenschäden vorzubeugen.

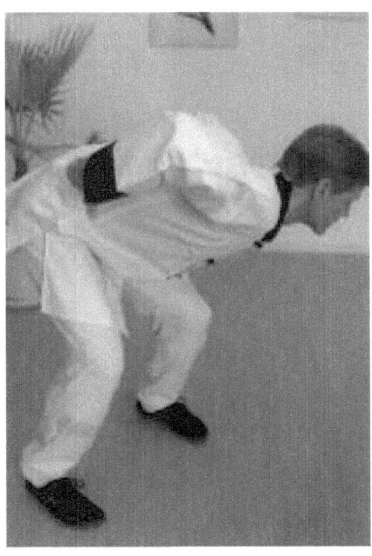

14. Hüft Übungen

Nun kommt das Hüftgelenk an die Reihe. Ich möchte nochmals betonen, wie wichtig diese Mitte Ihres Körpers für Ihre Gesundheit ist. Führen Sie daher bitte die nachfolgend beschriebenen Übungen sehr konzentriert und langsam aus, damit sich das Qi kraftvoll in Ihnen bewegen kann.

(1) Mit der Hüfte/dem Becken kreisen

Bewegen Sie Ihre Hüften zunächst im Halbkreis. Das hat Ihnen früher in der Schule auch Spaß gemacht, z.B. mit dem Hula-Hup-Reifen. Atmen Sie ein, wenn Sie den Körper nach hinten schieben, atmen Sie aus, wenn Sie ihn nach vorne kreisen. Man kann auch komplette Kreise ausführen. Man kann mehrfach in dieselbe Richtung kreisen oder auch jeweils 1x links und 1x rechts herum. Wie es Ihnen mehr zusagt! Führen Sie diese Übung langsam durch und kreisen Sie 2-3 Mal in jede Richtung. Ich rate Ihnen aus Erfahrung für den Beginn, nur einen Kreis pro Richtung zu drehen, d.h. wenn Sie wieder vorne angekommen sind, drehen Sie andersherum wieder zurück. Erst links herum, dann rechts herum. Denn so verhindern Sie, dass Ihre Bewegung zu schnell wird.

Bitte beachten Sie die Verschiebung des Gewichts von der vorangegangenen Übung zu dieser. Man geht sozusagen eine Etage tiefer. In der vorherigen Übung wird der Oberkörper gekreist, in dieser Übung nun wird der Oberkörper freistehen gelassen, dafür das tiefer liegende Hüftgelenk gekreist.

Auch die Hüfte ist ein *Gelenk*. Das wird zwar oft übersehen, jedoch ist dies ein besonders wichtiger Körperteil, denn er verbindet das Oben mit dem Unten des Körpers, also in der Sprache des Qi Gong den Himmel mit der Erde. Viele Menschen gerade im Westen sind „hüftsteif", was sich negativ auf die Flexibilität des gesamten Körpers auswirkt. Hier beginnt man zu rasten und zu rosten wie der Volksmund sagt. Doch bewegen Sie sich hierbei mit einer gewissen Vorsicht. Denn bei zu heftigen Bewegungen kann man die eigene Achse aus dem Gleichgewicht bringen oder sogar die Muskeln überdehnen. Wer an Ischias-Problemen leidet, möge diese Übung bitte besonders vorsichtig ausführen.

(2) Drücken der Hüften nach außen

Danach schieben Sie die Hüfte – und damit Ihr Qi - in alle vier Richtungen, also nach vorne, nach hinten, nach links und nach rechts. Dabei dehnen sich auch die Sehnen Ihrer Oberschenkel. Drücken Sie 2-3 Mal im Wechsel in jede Hüfte hinein. So schieben Sie das Qi jeweils aus der Körpermitte heraus. Das erzeugt nach und nach eine Sogwirkung, sodass das Qi kraftvoll in und durch Ihre Körpermitte fließen kann. Und wenn die Mitte gut mit Qi genährt ist, dann wird der gesamte menschliche Körper kraftvoller und gesünder. Außerdem stärkt diese Übung die Sehnen, durch welche das Qi ja fließt.

Für Fortgeschrittene: zusätzliches Dehnen

Wer schon eine Zeitlang übt, der kann folgende Intensivierung als Variante in die Ausführung einbauen: Verschränken Sie Ihre Hände hinter dem Rücken. Ziehen Sie beide Hände jeweils gegen die gewählte Hüftrichtung. Wenn Sie also in den linken Hüftpunkt drücken, ziehen Sie beide Hände hinter Ihrem Rücken so weit nach rechts (und nach oben) wie möglich (vgl. Foto nachstehend links). Das dehnt die Sehnen zusätzlich, was wiederum den Qi-Fluss erhöht. Ziehen Sie die Hände nach hinten, wenn Sie in den vorderen Hüftpunkt hineindrücken, und nach oben, wenn Sie in den hinteren Hüftpunkt drücken. Wenn Sie fleißig üben, dann können Sie sich wahrscheinlich bald beim Drücken des hinteren Hüftpunktes leicht vornüberbeugen und dabei Ihre Arme über den Kopf heben. Das führt zusätzlich zu einer Verbesserung der Oberarmsehnen (vgl. zweites nachstehendes Foto).

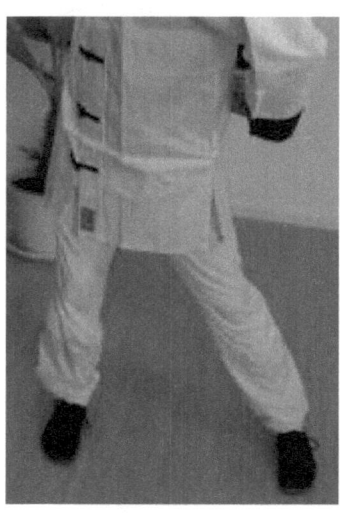

Eine weitere fortgeschrittene Variante ist es, Beine und Arme bei diesen Übungen durchzustrecken. Das ist wirklich recht schwierig, hat aber gleich mehrere gesundheitsfördernde Wirkungen: Zum einen verlangsamt es die Übung, sodass Sie sie noch besser mit Ihrem Atem harmonisieren können. Außerdem dehnt es zusätzlich die Sehnen in den Beinen (vgl. für die Arme nachstehendes Foto).

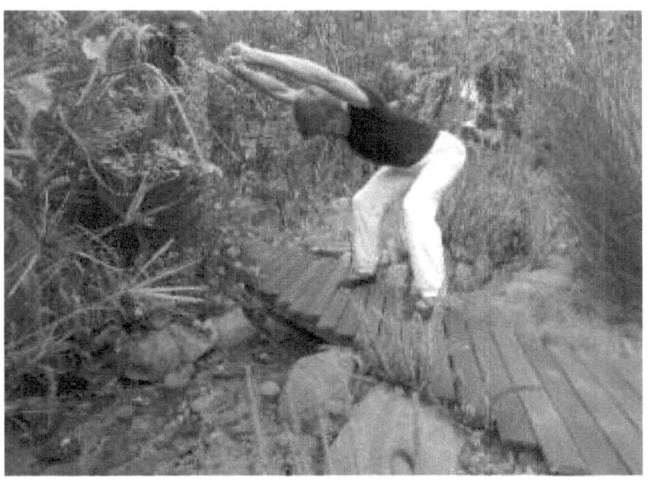

Anmerkung zu Sinn und Zweck des Dehnens

Heute sieht man im Westen den vorrangigen Zweck des Dehnens nicht mehr wie früher noch in einer Vorbeugung gegen Verletzungen. Denn medizinische Untersuchungen zeigen keine signifikant erhöhte Zahl von Verletzungen, wenn Sport ohne vorherige Dehnung begonnen wird. Es wird jedoch zunehmend anerkannt, dass Dehnen sich als Übung gut eignet, um depressive Zustände zu verhindern bzw. abzumildern. Dehnen hilft nämlich offenbar, die Serotonin-Produktion anzukurbeln. Meiner Ansicht nach ist das einer der zusätzlichen Effekte, die sich aus einem erhöhten Qi-Fluss entlang der Sehnen ergeben. Für die Älteren unter meinen Teilnehmer*innen dient dies als Motivation, sich das oft ungeliebte Dehnen doch noch anzueignen. Nach dieser Übung schütteln Sie am besten den ganzen Körper kurz kräftig aus.

15. Die Leisten-Tore öffnen (開胯)

Das ist eine recht schwierige und gleichzeitig wichtige Übung. Zunächst reiben Sie bitte im Grundstand kräftig mit beiden Handflächen über Ihre Leisten und wärmen diese auf. Dies ist ein äußerst empfindsamer Körperteil, daher kreisen Sie bitte die Wärme gründlich ein. Zum „Leisten-Tor öffnen" setzt man zunächst den linken Fuß ca. einen halben Schritt nach vorne auf die Ferse (erstes Foto unten) und atmet dabei ein; dann wird der Fuß auf die Zehenspitzen gestellt (zweites Foto unten) und dabei durchgestreckt, wobei man ausatmet. Beide Bewegungsteile dehnen die Leisten!

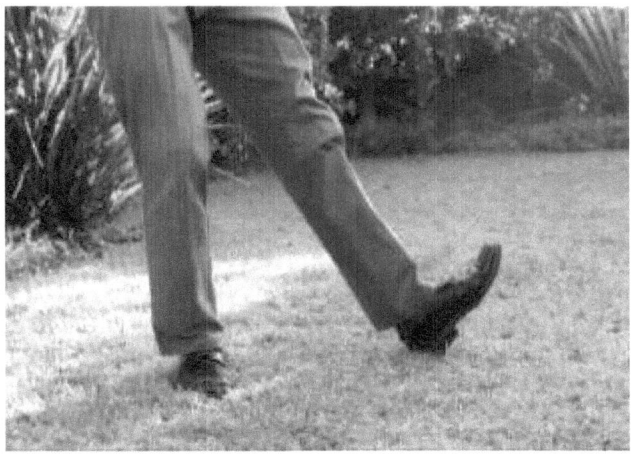

Dann wird der linke Fuß seitwärts geführt. Anfangs werden Sie vermutlich einen 45° Winkel erreichen. Mit fortschreitender Übung wird es Ihnen dann möglich sein, die Leiste so zu öffnen, dass Ihr Knie im rechen Winkel nach links zeigt. Führen Sie das Bein langsam und bewusst nach links und atmen Sie dabei aus. Dann setzen Sie den Fuß auf der Ferse ab.

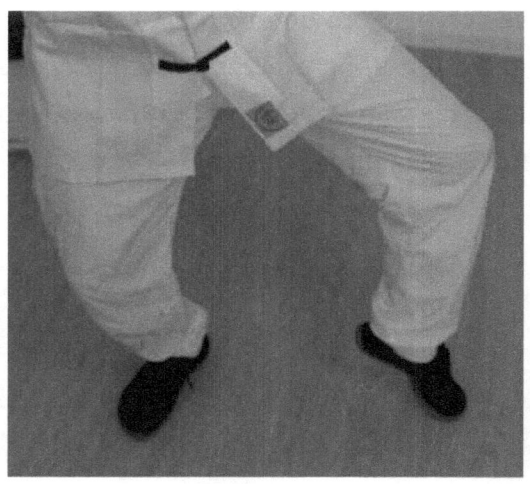

Aus dieser Position beugen Sie den Fuß erneut nach vorn, sodass Ihre Zehen auf dem Boden stehen, während die Ferse hochgezogen ist. Dann führen Sie den Fuß wieder in die Ausgangsposition zurück. Anschließend verfahren Sie bitte mit dem rechten Bein und Fuß genauso. Für beide Seiten empfehlen sich jeweils 2-3 Wiederholungen.

Zum Abschluss enthält diese Übung noch eine sehr schöne Dehnung (vgl. nachstehendes Foto). Beim abschließenden Öffnung der Leisten setzen Sie Ihren Fuß mit der Ferse auf und lassen dabei die Zehen nach oben gestreckt. Atmen Sie bewusst tief aus und beugen den Oberkörper langsam nach vorn über das Knie. Verweilen Sie einige Momente in dieser gedehnten und gleichzeitig entspannten Haltung.

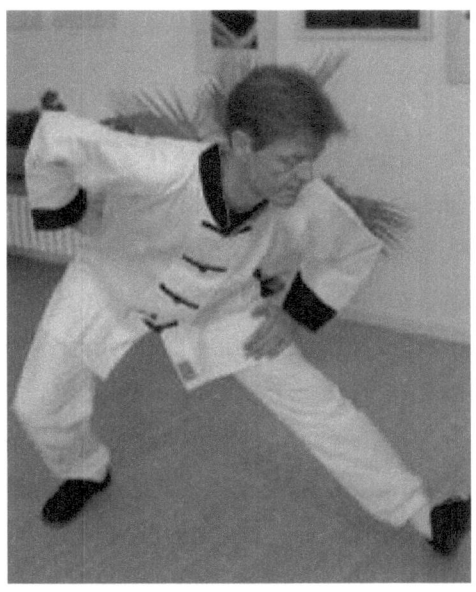

Zusätzliches „inneres" Qi-Gong

Hier bietet sich eine kleine Ergänzung durch das sog. „innere Qi Gong" an. Während Sie Fuß und Knie zur Seite führen, stellen Sie sich vor, dass Sie eine schwere Tür mit dem Bein auf- bzw. zudrücken. Ähnlich wie beim „den Berg zur Seite drücken" erhöht die Imagination die Intensität der Ausführung ganz erheblich. Damit wiederum verbessert sich der Qi-Fluss.

Weiter fortgeschrittene Ausführung

Die nächste Variante verbessert Ihre Standfestigkeit. Nachdem Sie den Fuß nach vorne auf die Ferse, dann auf die Zehen gestellt haben, heben Sie das Knie an, bevor Sie es zur Seite führen und dort wieder absetzen. Heben Sie zu Beginn die Zehen nur ganz leicht vom Boden. Steigern Sie das Heben des Beines allmählich, bis Ihr Knie höher als 90° nach oben gezogen ist. Dadurch kommt bei der Seitwärtsdrehung ein zusätzliches Drehmoment in die Leiste, was die Muskulatur weiter kräftigt und die Körper-Mitte beweglicher macht. Bitte führen Sie das achtsam durch und spüren Sie in Ihre Leiste hinein, ob diese das bewältigen will. Etliche Teilnehmer*innen versuchen dieses Heben des Knies dadurch zu „schaffen", dass sie sich an der Wand festhalten. Tun Sie das besser nicht. denn Ihr Körper zeigt Ihnen ja, dass er die Bewegung jedenfalls so bzw. jetzt (noch) nicht ausführen möchte. Da sollte man unbedingt achtsam mit sich selbst umgehen.

Zum Schwierigkeitsgrad der Ausführung

Gerade die Leisten Tore zu öffnen führt den einen oder anderen an seine körperlichen Grenzen. Bitte erinnern Sie sich immer wieder einmal daran, dass es nicht auf eine besonders sportliche Ausführung ankommt, damit Sie gesundheitlich von der Durchführung optimal profitieren. Sie können sich vielmehr aus allen Arten der Ausführung – also vom Anfänger bis zum Profi – diejenige aussuchen, die Ihnen am meisten zusagt bzw. mit welcher Sie aktuell am besten zurechtkommen und sich wohl fühlen. Sie können also z.B. einige Übungen bzw. Übungsteile aus dem Anfängerbereich mit solchen der fortgeschrittenen Ausführung verbinden. Die meisten der hier vorgestellten Übungen lassen sich übrigens auch im Sitzen durchführen, sodass Sie Ihren Kreislauf zusätzlich entlasten können. Bitte machen Sie davon Gebrauch, besonders, wenn Sie noch in schwächerer körperlicher Verfassung sind, z.B. von einer Verletzung oder Krankheit regenerieren.

16. Knie kreisen und pflegen (遠膝)

Die nächste Übungsgruppe trainiert unsere Kniegelenke. Auch hier haben wir es mit einem sehr wichtigen Gelenk zu tun, das stets – und sanft - bewegt werden will. Wenn Sie wüssten, wie viele Menschen zu mir kommen, die Probleme oder Schmerzen in ihren Knien haben! Selbst wenn Sie Schmerzen haben, die Knie sollten doch stets sanft bewegt werden. Denn ohne Bewegung kann das Gelenk und können die Menisken nicht „durchfeuchtet" werden, was aber erforderlich ist, um sie mit den nötigen Nährstoffen zu versorgen. Bei Knieproblemen bewegen Sie dieses Gelenk bitte *ohne* jede Belastung und führen nur kleine Bewegungen aus. Vielleicht mögen Sie auch einige dieser Übungen im Sitzen ausführen, um die Anstrengung so gering wie möglich zu halten.

(1) Knie in beide Richtungen kreisen

In der abschließenden Position der vorangegangenen Übung ist das Bein zur Seite gestreckt, sodass man auf der Ferse steht. Bitte drehen Sie nun Fuß und Bein auf der Ferse nach innen und stellen Sie die Füße etwa Schulter breit nebeneinander. Der Oberkörper ist soweit vorgebeugt, dass die Hände auf bzw. knapp oberhalb der Knie zu liegen kommen.

Legen Sie bitte als erstes Ihre Hände oberhalb Ihrer Knie an, die Füße stehen etwa schulterbreit auseinander. Führen Sie bei gleichmäßigem tiefem Atmen die Knie langsam im Kreis. Diese Bewegung wird langsam ausgeführt, dabei bewusst und sanft. Die Langsamkeit der Bewegung stellt sicher, dass alle inneren Teile der Knie mit wichtigen Nährstoffen wie Kalium versorgt werden.

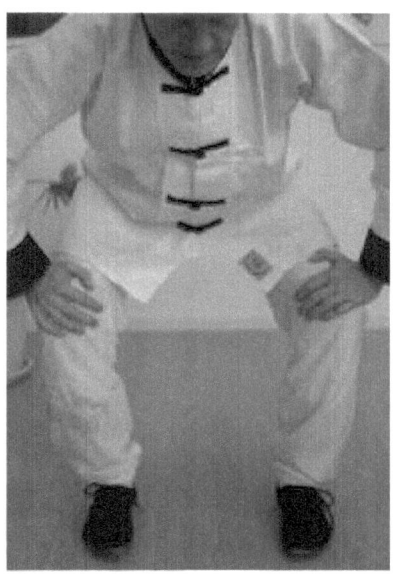

Machen Sie den Kreis nicht zu weit, weil das die Menisken überdehnen kann. Mit jedem Tag des Übens werden Sie spüren, dass Ihnen die Bewegung leichter fällt. Achten Sie bitte dabei auf eine korrekte Haltung Ihres Rückens, d.h. halten Sie die Muskulatur besonders im unteren Rücken zur Unterstützung angespannt, und lehnen Sie sich nicht zu weit nach vorne. 2-3 Wiederholungen in jede Richtung.

(2) Knie kreisen in dieselbe Richtung

Für den nächsten Übungsteil stellt man die Füße direkt nebeneinander. Führen Sie nun beide Knie zusammen im Kreis. Erst einige Male links herum, dann einige Male rechts herum. Dabei rollt man am besten zusätzlich mit den Füßen nach links und rechts, das wärmt die Füße und wirkt wie eine kleine Fuß-Reflexzonen-Massage. 3-4 Wiederholungen in jede Richtung sind für den Anfang genug! Wem es leichter fällt, der kann jeweils einen Kreis in die eine, dann einen in die andere Richtung ausführen.

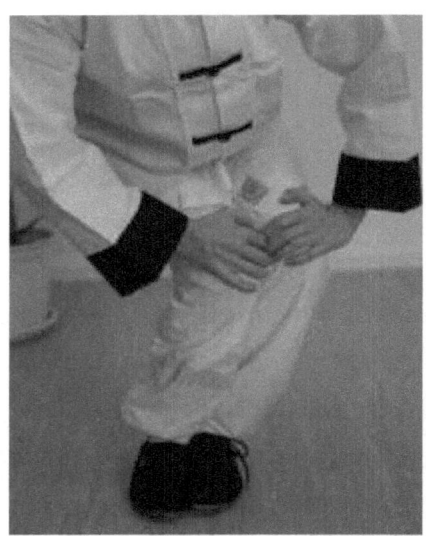

(3) Knie nach vorn und hinten beugen

Dann stellen Sie bitte die Füße wieder schulterbreit auseinander. Wenn es Ihnen leichter fällt, können Sie die Fußspitzen leicht nach außen stellen. Dann gehen sie bitte mit dem Einatmen ein bisschen in die Hocke, damit das Gelenk (wie zuvor Hüfte und Leisten) in alle Richtungen bewegt wird und das Qi ungehindert hindurchfließen kann. Halten Sie dabei den Rücken so gerade aufgerichtet wie möglich.

Je geübter Sie sind, desto leichter können Sie etwas tiefer in die Hocke zu gehen. Aber *das ist kein Muss*! Um Ihren Rücken weiter (und eben auch muskulär) zu stabilisieren, können Sie Ihre Hände hinter dem Nacken verschränken. Das ist nicht leicht, aber so strecken Sie Ihren Rücken besser durch, was sehr gut gegen Haltungsschäden wie z.B. ein Hohlkreuz wirkt.

Dann kommen Sie aus der Hocke wieder herauf, strecken die Knie durch und lehnen den Oberkörper nach vorn, sodass Sie bequem die Hände auf (bzw. knapp oberhalb) die Knie legen können. Legen Sie dabei das gesamte Gewicht des Oberkörpers auf die Knie und dehnen dabei den ganzen Körper und besonders die Sehnen in den Beinen. Da der Körper nun bereits gut gewärmt ist, wirkt dieses Dehnen besonders positiv. Bitte 2-3 Wiederholungen durchführen!

(4) Leichtes Klopfen der Kniegelenke

Klopfen Sie zum Abschluss dieser Übungsgruppe die Knie rundherum leicht mit den Fingerknöcheln, d.h. mit loser Faust ab. Haben Sie bitte keine Scheu, auch und gerade auf die Knochen zu „hauen". Denn dies führt das Qi tief ins Knochenmark, wo es wahre Wunder in Sachen Anti-Aging vollbringt.

Es ist Usus im Qi Gong, den Körper vollständig abzuklopfen, sobald man eine Übungseinheit von wenigstens 20 Minuten absolviert hat. Da die hier gezeigte Sequenz nur ca. 12 Minuten dauert, ist ein vollständiges Abklopfen des Körpers nicht erforderlich. Nachdem wir jedoch nach ca. sechs Minuten dieser Sequenz die oberen Gelenke kräftig gerieben und auf diese Weise gepflegt hatten, sollte man an dieser Stelle nun auch seinen Knien etwas Gutes tun. Abschließend schütteln Sie bitte den Körper, insbesondere Ihre Beine, kräftig aus.

17. Das Kreisen der Fußgelenke (轉踝)

Sehen Sie, schon nähern wir uns dem Abschluss dieses Qi-Gong-Sets. Sie haben schon ein ganz beachtliches Pensum auf Ihrer täglichen Qi-Gong-Reise geschafft. Nun kommen wir zu dem Körperteil, der uns den ganzen Tag lang trägt: unsere Füße. Sie sind so wichtig für uns, und doch werden sie oft nicht genug beachtet. Die folgende Übungsgruppe ist auch wunderbar für Zwischendurch, z.B., wenn Sie am Schreibtisch eine kurze Aktivpause einlegen möchten. Mit den nachfolgenden Übungen und Varianten werden die sog. „Fuß-Schleusen" geöffnet.

(1) Die Ferse kreisen lassen

Verlagern Sie bitte zuerst bis zu 60% Ihres Gewichts auf den linken großen Zeh. Bewegen sie den ganzen linken Fuß langsam und kreisend, und zwar erst links herum, dann rechts herum. Der große Zeh fungiert dabei wie eine Schraube.

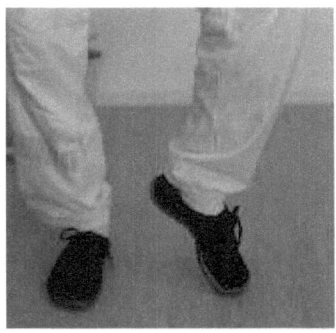

Üben Sie ruhig etwas Druck auf den großen Zeh aus, denn dort verlaufen u.a. die Meridian-Punkte von Leber und Herz, die auf diese Weise zusätzlich positiv stimuliert werden. Ca. 4 Wiederholungen genügen in jede Richtung bieten sich an. Führen Sie diese bewusst und langsam aus, atmen Sie dabei ruhig und tief. Üben Sie mit beiden Füßen, und jeweils in beide Richtungen. Wer öfters an kalten Füßen leidet, kann diese Übung natürlich auch separat ausführen, um eine gesunde Durchblutung des Fußes zu fördern.

(2) Kreisen *auf* der Ferse

Behalten Sie den Schulterbreiten Stand bei, drehen Sie jedoch nun den hinteren Fuß 45° seitwärts (sog. offene Grundstellung). Das Gewicht wird bei dieser Übung auf den jeweils hinteren Fuß verlagert. Dann kreisen Sie den vorderen Fuß auf der Ferse 3-4 Mal nach innen und nach außen. Vorsicht bitte, dass Sie dabei nicht die Sehnen am Knie überdehnen! Anschließend verlagern Sie das Gewicht auf den anderen Fuß und führen die kreisende Bewegung auf der anderen Ferse durch.

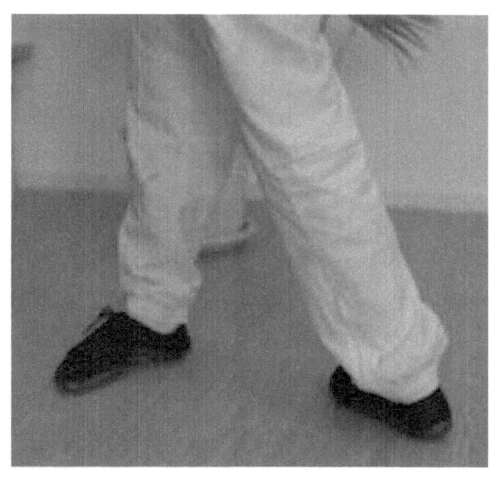

Die Beweglichkeit in Ihren Füßen nimmt bald deutlich zu. Denn durch das kreisende Öffnen der Fußgelenks-Schleusen gelangt mehr kräftigendes Qi aus der Erde in unseren Körper. Daher sind diese abschließenden Übungen mit den Füßen insgesamt sehr wichtig für Ihre Gesundheit. Ich sage das an dieser Stelle vor allem auch, weil ich in meinen Kursen regelmäßig beobachte, dass die TeilnehmerInnen gegen Ende eines Sets nicht mehr ganz so fokussiert sind. Man sollte jedoch gerade an dieser Stelle voll bewusst und konzentriert zu Werke gehen.

(3) Kreisen des Fußes im Stehen auf einem Bein

Kommen Sie für diese durchaus schon fortgeschrittene Übung in den Schulter breiten Stand zurück. Wer es sich zutraut möge diese Übung auf einem Bein stehend ausführen. Man hebt zuerst den linken Fuß und kreist dann den Fuß von der Ferse aus, sodass man eine Dehnung bis in die Wadensehnen spürt. Es kommt nicht darauf an, dass das Bein sehr hoch gehoben wird, das kommt bei den weiter Fortgeschrittenen von selbst. Bitte machen Sie hieraus auch *keine* Gleichge-wichtsübung. Wenn Sie noch nicht so gut auf einem Bein ste-hen können, lassen Sie sich mit dieser Übung einfach noch etwas Zeit. Anschießend hebt man das rechte Bein und führt die Übung auf der anderen Seite durch.

Abschließende Dehnung

Strecken Sie erst Ihren linken, dann Ihren rechten Fuß nach vorn und dehnen Sie das Bein stark. Man stellt sich dabei gerne vor, dass man dabei die Zehen zurück zum Körper biegt. Solche Dehnungen erfolgen zu Beginn und zum Abschluss der meisten Qi Gong Sequenzen, um das Qi in Fluss zu bringen. Die Ferse des gestreckten Fußes soll nach vorne zeigen. Ein- bis zweimal pro Seite genügt. Beim Dehnen wird jeweils eingeatmet.

Es kommt nicht darauf an, dass das Bein sehr hoch gehoben wird, das kommt mit der Übung ganz von selbst. Bitte machen Sie auch hieraus *keine* Gleichgewichts -Übung. Wer Schwierigkeiten hat, auf einem Bein zu stehen, der kann anfangs genauso gut die Ferse des nach vorne gestreckten Fußes aufsetzen. Kraft und Bewusstsein sind – und das ist wirklich wichtig - darauf gerichtet, dass die Zehen zum Körper hin überstreckt werden. Bei diesem Strecken (Dehnen = Einatmungsphase!) ziehen Sie kräftig das Qi durch den Fuß in den Körper.

Schütteln Sie abschließend den ganzen Körper kurz aus und nehmen Sie bequem auf einem Stuhl Platz, um die abschließende Übung durchzuführen und die abschließende Ruhe-Phase zu genießen.

18. Spreizen der Zehengelenke

Die abschließende aktive (!) Übung mit den Zehen geht wie folgt: Bleiben Sie bequem sitzen. Strecken Sie die Füße aus. Spreizen Sie jeweils mindestens 4 x die Zehen beider Füße mit dem Einatmen auseinander (Foto nachstehend links). Am Anfang ist dies für die meisten Menschen schwierig, die Zehen überhaupt auseinander zu bekommen. Keine Sorge, auch das wird mit der Zeit besser! Dies ist übrigens *die* Anti-Aging Übung schlechthin. Sie wird in Asien oft auch zu diesem Zweck 60 x oder sogar noch öfter ausgeführt. Denn „Aging" beginnt immer an den Extremitäten unseres Körpers. Das Foto unten rechts zeigt das „Ausatmen der Zehen"; nachdem die Zehen zunächst mit dem Einatmen gespreizt werden (= Foto unten links), atmet man nämlich wieder aus, während man die Zehen wieder zusammenführt.

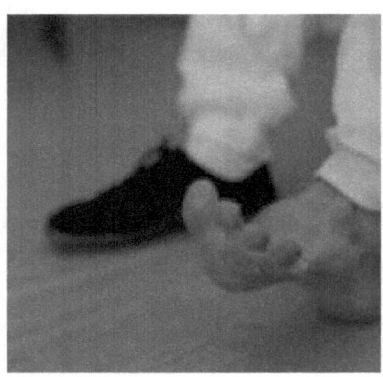 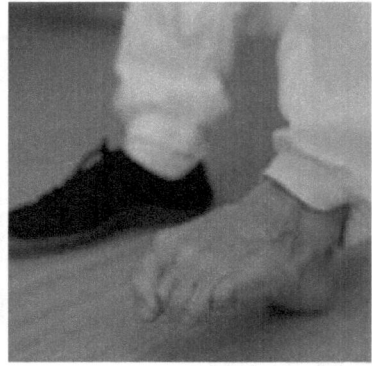

19. Schluss-Übung: Ausruhen. Und Ja! Es IST eine ÜBUNG

Nach den aktiven Bewegungen folgt noch eine sehr wichtige abschließende Ruheübung. Bitte setzen Sie sich auf einen Stuhl, lehnen Sie sich an. Atmen Sie tief und ruhig. DIESE Übung gehört dazu und ist eben KEIN Ausruhen nach einer Anstrengung, sondern ein integraler Teil des Übens als solchem. Genau darin liegt der Unterschied zwischen westlichen Trainingsformen und dem Qi Gong. Üben Sie sich in Achtsamkeit und Hin spüren! Fühlen Sie, wie das Qi in Ihrem Körper kreist, und wo und wie es in Ihnen arbeitet. Diese Erfahrung gehört zu dem Juwel „das Yang im Yin spüren".

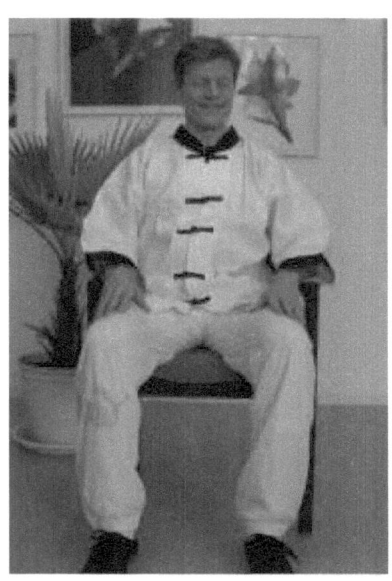

20. Übergang zurück in den Alltag

Gehen Sie also bitte auf keinen Fall nach der letzten aktiven Übung direkt wieder zurück an die Arbeit, sondern integrieren Sie diese Ruhephase. Wenn Sie mögen, legen Sie die Hände auf die Oberschenkel. Denken Sie an nichts - vor allem eben nicht an die nächsten Aufgaben des Tages.

Nehmen Sie sich diese 12 Minuten ganz
frei und zwar bis zu deren Abschluss.

Ich wünsche Ihnen von ganzem Herzen gute Gesundheit, ein hohes Alter in Lebensfreude und dass Sie geistig wie körperlich fit ein glückliches Leben führen, Dr. Stefan Tippach, Ph.D.

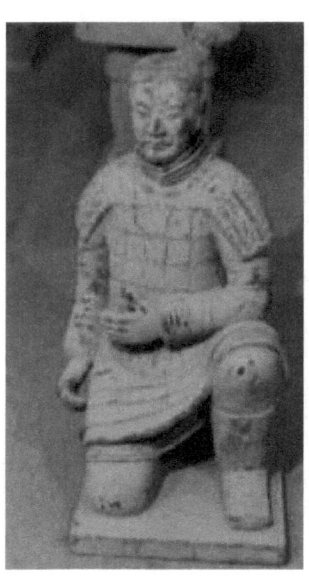